맥두걸 박사의
자연식물식

The MacDougall Program for Maximum Weight Loss

맥두걸 박사의
자연식물식

살 안찌고 사는 법

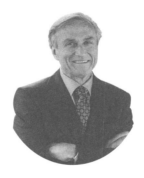

존 **맥두걸** 지음 | **강신원** 옮김

사이몬북스

The MacDougall Program for Maximum Weight Loss

"육체는 영혼의 첫 개종자다.
우리의 인생에서 영혼은
그것의 열매인 육체에 의해 드러난다."

– 헨리 데이빗 소로우 〈소로우의 일기〉 중에서

한국의 독자들에게

나는 자연식물식Whole Food Plant-based Diet이라는 단 하나의 주제로 40년 넘게 강연을 해왔고, 프로그램을 열어 미국인들의 질병을 치료해왔다. 나도 뚱보였으며 18살의 어린 나이에 뇌졸중(중풍)에 걸렸었고 그 후유증으로 지금도 다리를 절며 살고 있다. 왜 살이 찌는지 왜 질병에 걸리는지 알고 싶어 의사가 되었다. 그러나 내가 깨달음을 얻어 음식을 바꾼 이후, 나는 단 한 번도 살이 찌지도 않았고 질병에 걸리지도 않았다. 의학을 통해서가 아니라 음식을 통해서라는 말이다. 그것은, 처음엔 좀 껄끄러울 수도 있지만 한 번 바꾸기만 하면 평생 지속가능한 방법이다. 나중엔 너무도 즐겁고 행복한 방법이다. 방법이 아니라 원칙이다. '인간은 무엇을 먹는 동물인가?'라는 주제에 대한 깨달음을 얻고 실천하기만 하면 된다.

미국뿐만 아니라 한국에서도 수없이 많은 다이어트가 매일 생산되어 성업 중이다. 이제 막 선진국에 진입한 한국에서도 살을 빼기 위한 피트니스 클럽, 각종 다이어트 식품매장, 그리고 비만 클리닉 등이 하루에 수도 없이 생겨나고 있다. 그러나 그런 것들은 모두 미국에서 실패한 방법들이다. 내가 장담한다. 미국을 비롯한 서구 선진국들은 자기들이 실패한 방법들을 외국에 수출해서 돈을 번다. 참담한 일이다.

원푸드 다이어트, 디톡스 다이어트, 간헐적 다이어트, 고지방 저탄수화물 다이어트… 쏟아지는 다이어트의 종류에 정신을 차릴 수가 없다. 아마 당신은 지금 목적지는 알지만 무슨 기차를 타야할지 모르는 한 소녀가, 기차역의 전광판을 두리번거리는 심정일 것이다. 많은 식품회사들이 다이어트 시장에 뛰어들고 있다. 많은 의사와 병원들이 1주일에 5㎏을 빼주고 콜레스테롤 수치를 낮춰주며 당뇨병을 치료해준다고 당신을 유혹하고 있다. 그러나 나는 장담한다. 당신은 절대로 그런 방식으로는 병을 고칠 수도 없고 살을 뺄 수도 없다. 물론 한두 달 살도 빠지고 병도 낫는 듯 보인다. 그러나 그런 현상은 계속 반복될 것이다. 당신은 평생 그런 다이어트를 반복하고 몸을 축내면서 살아갈 자신이 있는가? 그렇다면 왜 이런 현상이 반복되는 것일까?

나는 당신에게 묻겠다. 인간은 어떻게 소를 살찌우는가? 옥수수와 각종 사료(동물성 지방과 단백질이 함유된)를 먹여서 살찌운다. 소는 약 2,500만 년 전 중신세 말기에 발가락이 5개인 소형반추동물이 출현하면서 진화를 거듭해왔다. 어떤 종교에서는 '지상의 모든 동물을 지배하라는 권한을 신의 아들딸인 인간에게 부여했다'고 말하지만, 진화에 대해 조금이라도 공부한 사람이라면 그것이 종교적 허위라는 것을 금방 눈치챌 수 있다. 사실 소는 인간이 지구에 출현하기 훨씬 전부터 살아온 우리의 대선배다. 그 소는 수천 만 년 풀을 먹으면서 진화해왔다. 그런데 그들이 원래 먹지 않던 것(옥수수 및 동물성 사료)을 먹이면 살이 찌고 어린 나이에 병에 걸린다. 그래서 30년 수명의 소를 30개월이 되기도 전에 살을 찌워 도살하는 것이다. 그렇다면 인간은 어떻게 살이 찌는 것일까? 인간이 700만년 먹으면서 진화해온 것을 먹지 않고 엉뚱한 것들을 먹기 때문이다. 100년 수명의 인간이 15살 만에 어른처럼 커지고 뚱뚱해지는 것이다. 살이 찌지 않고 질병에 걸리지 않는 방법은, 인간이 원래 먹으면서 진화해온 음식의 원형, 바로 그것을 먹으면서 살면 된다. 아주 간단하지 않은가? 나는 그 이야기를 하기 위해 이 책을 쓰고 있다.

독일, 영국, 이태리 등 유럽의 채식인구(가능하면 동물성 식품을 먹지 않으려고 노력하는 사람들로 범위를 늘릴 경우)는 10% 정도이고 미국은 5% 정도로 추정된다. 한국의 경우 0.5%~1% 정도일 것으로 추측된다. 이 숫자들은 무엇을 의미하는가? 소득이 늘어나고 선진국이 될수록 육류와 가공식품의 소비가 느는 것도 사실이지만, 역으로 그것에 반대하는 사람의 숫자도 늘어난다는 사실을 증명하는 셈이다. 한국은 앞으로 미국이나 서구사회처럼 인스턴트음식 시장과 육류시장이 늘어날 것이다. 그리고 비만인구도 엄청나게(미국처럼 처참한 정도는 아니더라도) 증가할 것이다. 그러나 한편 자연식물식을 추구하는 채식인구도 10배가량 늘어날 것이다. 미국이 그런 과정을 겪고 있으며 서구의 선진국들은 이미 그 단계를 넘어서 자리를 잡고 있기 때문이다.

　나는 이 책에서 '자연의 원리'와 '평생 지속가능한 식사법'에 대해서 당신과 대화를 나눌 것이다. 평생 질병에 걸리지 않고 평생 살 안 찌는 법에 대해서 말이다. 그러니까 당신은 기존의 '상업적인 다이어트'나 '특수한 치료법'을 완전히 잊고 어린아이와 같은 마음으로, 상식과 진실을 기초로 해서 이 책을 읽어주기 바란다. 지구의 반대편에 있는 한국의 독자들에게 이 진실을 알려주고 싶어 나는 지금 가슴이 뛴다.

추천사

내가 자연식물식을 처음 시작하게 된 건 2012년 가을 무렵. 누나가 내게 던진 거침없는 한마디 때문이었다. "야! 너 도저히 못 봐주겠어. 심각해! 배 좀 봐! 진짜 돼지 같아! 살 좀 빼!" 태어나서 지금까지 단 한 번도 다이어트라는 것을 해보지 않았고, 앞으로도 영원히 할 생각이 없던 나였다. 유심히 거울을 들여다보았다. 20대 초반까지만 해도 뚱뚱하지도 마르지도 않은 딱 적당한 몸을 유지하고 있던 내가 이젠 누가 봐도 배가 볼록하게 나온 영락없는 아저씨 몸매가 되어 있었다. 어릴 적부터 라면이나 과자를 입에 달고 살았고, 고기반찬이 없으면 밥을 먹지 않을 정도로 자극적이고 기름진 음식을 좋아했다. 군 제대 후 식탐까지 늘어 자주 야식, 과식, 폭식을 일삼았다. 어쩌면 당연한 결과였는지도 모른다.

나는 매우 큰 충격을 받았다. 자존심이 상했고, 오기가 발동했다. '그래! 내가 보란 듯이 살을 빼서 주위 사람 모두를 깜짝 놀라게 해주겠어!' 다이어트에 대한 아무런 기초 지식도 경험도 없던 나는 무작정 인터넷 포털 사이트를 뒤져서 체중감량에 효과적인 방법들을 조사(?)해보기 시작했다. '탄수화물을 줄이고 단백질 섭취를 늘려라', '운동을 열심히 해라', '칼로리 섭취를 줄여라' 다이어트 시장에서 전형적으로 내거는 원칙들이었다. 일단 한 번 해보자는 식으로 흔한 '고단백질 다이어트'를 시작했다. 매일 삶은 달걀과 뻑뻑한 닭 가슴살을 먹으면서 1시간 동안 열심히 달리기 운동을 했다. 절제된 식단에 섭취 칼로리가 대폭 줄어들어 당연히 체중은 빠졌다. 하지만 고단백질 다이어트를 하면서 무기력증, 변비, 복부팽만감, 집중력 저하를 경험했고, 운동에 대한 지나친 강박증까지 생겨 하루하루를 살아가는 게 힘겹게 느껴지기 시작했다.

'대체 이렇게 힘든 다이어트 방식으로 어떻게 평생 날씬한 몸을 유지한단 말인가?' 나는 절망했다. 세상에 쉽게 되는 일은 없고, 노력 없는 대가는 없다고 하지만, 이건 정말 해도 해도 너무했다. 사는 게 전혀 즐겁지 않았다. 그렇게 실망과 자포자기에 빠져있을 때쯤, 인생에서 가장 큰 전환점을 맞이하게 된다. '평생 스트레스 없이 날씬하게 살 수 있는 방법은 없는 걸까?' 문득, 매일 컴퓨터 앞에 앉아서 출처가 어디인지도 불분명한 일명 '카더라식 정보'를 캐는 것은 헛수고일지도 모른다는 생각이 들었다. 차라리 제대로 된 책 한 권을 읽어보는 게 백 번 낫겠다 싶었다.

서점에서 다이어트에 관한 책이란 책은 몽땅 찾아보았다. 그러다 사이몬북스에서 출판한 하비 다이아몬드 박사의 〈다이어트 불변의 법칙〉을 읽게 되었다. 그것은 운명이었다. 단숨에 그동안 고수해오던 모든 다이어트 계획을 바꿨다. 지겹게 먹던 삶은 달걀, 두부, 닭 가슴살부터 쓰레기통에 처박듯이 던져버렸다. 그 대신 그토록 절제해가며 참았던 과일, 채소, 녹말음식을 풍성하게 차려 먹었다. 기존의 다이어트 상식과는 달리 나는 매일 배부르게 먹었다. 살 찔 걱정 없이 정말 원 없이 먹었다. 그런데도 날이 갈수록 살은 더 쑥쑥 잘만 빠졌다. 매일 1시간씩 지루하게 운동장을 달리던 것도 그만두었다. 하루 10~15분 정도의 짧고 강한 근력운동만 실시했다.

그렇게 2개월 정도 지났을까? 80kg에 가깝던 육중한 몸에서 55kg 정도의 매우 날렵한 몸이 되었다. 무려 2달 만에 25kg의 지방이 몸에서 빠져나간 것이다. 2달 만에 어린아이 한 명의 무게가 내 몸에서 빠져나간 것이다. 아무런 신체적 부작용도, 심리적 박탈감도 없이 말이다. 과일, 채소, 녹말을 배부르게 먹으면서 항상 최상의 컨디션이 유지되었다. 주변 모든 사람들이 달라진 내 모습에 감탄을 금치 못했다. 만나는 사람마다 다이어트 비결을 캐묻고 예전과 다르게 나를 대하기 시작했다.

나는 음식의 힘에 매료되어 그 후 많은 책과 해외 전문자료, 강의를 통해 자연식물식 공부에 매진했고, 내가 직접 '실험실 쥐'가 되어 생체실험(?)을 해가며 공통점을 추려 결론을 내릴 수 있었다. 핵심은 너무도 간단했다. 인간은 과일, 채소, 녹말을 주식으로 해야 평생 건강하고 날씬할 수 있다! 그저 인간에게 적합한 음식을 먹으면 되는 것을. 요즘 현대인들은 일어나지도 않을 영양결핍을 두려워해서 너도 나도 값비싼 영양제와 기적 같은 슈퍼푸드를 찾는다. 단백질이 모자랄 것이 두려워 매일 식단에 고기, 생선, 계란, 우유를 추가하는 것은 이젠 거의 상식이 되어 있다. 사실 그럴 이유가 전혀 없다. 오히려 적극적으로 피해야 할 음식이다. 지구상에서 오로지 인간만 칼로리를 계산하고 무게를 측정하고 채워야할 개별 영양소들을 걱정하며 살아가고 있다.

어린이의 마음을 가지고 아주 단순하고 상식적으로 생각해보자. 대체 우리가 언제부터 음식을 먹을 때 성분을 분석해서 식품의 가치를 매겼을까? 동물들은 비타민이 무엇인지, 칼로리가 무엇인지도 모른다. 그저 본능에 의해서 자신에게 알맞은 음식을 먹을 뿐이다. 현재 우리 인간의 모습을 살펴보자. 아니 어떻게 공장에서 나온 쓰레기 음식과 동물의 썩은 시체를 먹으면서 건강하고 날씬할 수가 있을까? 많은 사람들이 음식에 대한 중요성을 간과하며 진실을 외면한 채로 살아가고 있다.

아마도 눈만 뜨면 접할 수 있는 '먹방'이 한 몫 한 것 같다. 요즘 휴대폰, TV, PC 화면을 켜면 온갖 것들을 쉼 없이 먹는 장면들이 나온다. 많이 먹고, 잘 먹는 사람을 치켜세워주는 문화까지 생겨났다. 지금 이대로라면 앞으로도 운동에만 사활을 걸며 전전긍긍하는 인구는 더 늘어만 갈 것이다. 음식을 무시한 운동은 효과가 미미하기 때문에 혈관이 병들고 몸 속 내부 장기들이 망가지면 머지않아 힘들게 벌어놓은 돈을 의료비로 모두 탕진하고야 말 것이다. 일반적으로 대중들은 미디어가 전달하는 정보를 무비판적으로 수용하는 경향이 있다. 간판, 지위, 권위에 대한 후광효과에 속아 본질을 놓치는 경우도 허다하다.

매일 무차별적으로 퍼붓는 식품업계의 맹렬한 마케팅과 홍보에 우리는 너무나 쉽게 포섭된다. 엄청난 돈과 시간을 바쳐서 다이어트와의 전쟁을 치르지만 결과는 매번 참담하다. 왜 세상은 대중들에게 올바른 정보를 전달해주지 않는 걸까? 만약 뚱뚱한 의사가 비만에 대해 얘기한다면 믿음이 생길까? 소위 전문가라는 사람들이 방송에 나와 기름에 튀기고, 고도로 정제한 공장음식을 탄수화물 음식이라 말하면서 살찌는 음식이니 조심하라고 말하는 것을 보면 가슴이 답답해진다. 무슨 특별한 비법이나 진실을 말해주는 것처럼 온갖 어려운 의학용어를 사용해서 현학적인 설교를 늘어놓는 방송을 보면 망연자실하지 않을 수 없다.

지겹도록 반복되는 단백질, 지방 찬양 논리도 마찬가지다. 나는 자연식물식을 시작한 이래로 참으로 많은 것들을 느끼고 깨달았다. 세상에서 다이어트만큼 값 싸고 쉬운 일이 또 어디 있을까? 단순한 체중 감량 목적에서 우연히 읽은 한 권의 책이 계기가 된 것은 사실이다. 그러나 어느덧 나와 국민들의 건강, 나아가 거시적 차원에서 지구 환경보호 등의 필요성을 자각하게 되었다. 자연식물식은 인간이 선택할 수 있는 최선의 라이프 스타일이라는 생각이 굳건해졌다.

자연식물식은 무엇보다 건강한 식생활이다. 윤리적 명분만을 최

우선적으로 앞세워 재료만 식물성이면 기름과 설탕, 첨가물 범벅의 가공한 음식도 허용하는 불량 정크푸드 채식(비건 포함)이 아니란 말이다. 그들은 동물을 사랑하라고 플래카드로 들고 거리를 나서지만, 정작 중요한 동물(인간)에게는 관심이 없는 경우가 많다. 뚱뚱한 채식주의자들이 많은 것도 현실이다. 대다수의 사람들이 이 부분을 제일 크게 오해하고 있다. 아마 자연식물식을 제대로 이해하고 실천해서 그 진가를 확실하게 경험해본 사람이라면 내 말에 공감할 것이다.

나는 이토록 좋은 것을 나 혼자만 알고 있을 수가 없었다. 어떻게든 알리고 싶었고 잘못된 정보는 되는대로 바로잡고 싶었다. 블로그에 글을 썼고, 유튜브에 진심을 담아 내 목소리를 높였다. 결과적으로 수 만 명이 내 이야기를 들어주고, 믿어주고, 따라주었다. 지금도 수많은 구독자들이 살을 빼고 병을 고쳤다는 체험담을 댓글에 올려주고 있다. 그것은 내 주장이 헛소리가 아님을 명백히 반증하는 것이다. 내가 사기를 치고 거짓말을 하는 거면 어떻게 이런 결과가 나타날 수 있겠냐는 말이다. 나는 앞으로도 학계나 전문가들이 철석같이 믿고 내세우는 낡은 이론들이 실제와 얼마나 다른지 평생 동안 탐구하고, 경험하고, 증명해보일 것이다. 내겐 자연식물식을 올바르게 실천한 수많은 체험자와 구독자들의 사례가 있기에 그 누구보다 강력한 믿음과 확신이 있다.

나는 당신에게 존 맥두걸 박사가 전하는 이야기를 진지하게 읽어보길 권한다. 비록 조금 엄격한 내 기준에선 약간의 관대함(?)이 있는 식사법이긴 하지만, 무엇이 건강을 망치고 살을 찌우는 해로운 음식인지 큰 맥락을 잘 이해한다면 실생활에서 이만큼 쉽고 대중적인 방식도 없을 것이다. 한국에서 황성수 박사가 그런 것처럼, 맥두걸 박사는 전 세계적으로 자연식물식의 구루(Guru)다. 수백 수천만의 사람들이 맥두걸 박사의 자연식물식으로 인해 질병으로부터 해방되고, 다이어트에도 성공했다. 지금도 그 사례들은 넘쳐난다.

주위를 둘러보면 건강과 다이어트에 관심이 많고 나름 자기관리를 한다는 사람들도 큰 착각 속에 빠져 사는 것을 볼 수 있다. 평소의 나쁜 식생활과 생활습관을 그대로 유지한 상태에서는 좋은 요소를 아무리 많이 추가해봐야 큰 의미가 없다. 해로운 것부터 하지 않아야 한다. 머리로만 이해하는 것은 아무 소용이 없다. 직접 실천을 해봐야 알 수 있다. 음식을 통째로 바꾸는 것이야말로 가장 확실하게 몸과 마음을 바꿀 수 있는 방법이자 유일한 길이라는 사실을 독자 여러분들도 꼭 경험해보시길 바란다.

자연식물식을 시작하는 순간 당신은 '살빼는 것이 가장 쉬웠어요'라고 말하게 될 것이다. 사실 그보다 훨씬 값진 것들이 줄줄이 따라온다. 단순하고 소박한 삶, 진정한 행복이 무엇인지 깨닫는 삶으로 가는 첫차를 타는 셈이다. 감히 장담한다. 내가 그랬던 것처럼, 매일이 감사와 축복이다. 음식이 한 사람의 생각을 바꾸고 행동을 바꾸고 이렇게 인생까지도 바꾼다. 내가 그 증거물이다. 수백만 년 전 아프리카에서 시작된 우리 인류가 그랬던 것처럼, 자연식물식은 앞으로

도 인류 양식의 지침이 될 것이다. 이 책을 읽는 모든 분들이 평생 동
안 건강하고 날씬하길 온 마음을 담아 기원한다.

– 야레네오(유튜브 '프루테리언 다이어트' 운영자, 코넬대학교 Plant-based Nutrition 수료)

| 차례 |

The MacDougall
Program
for
Maximum Weight Loss

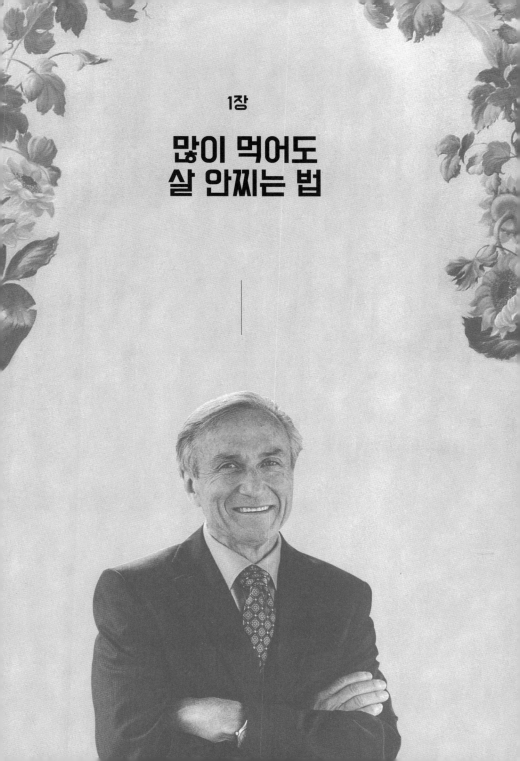

1장

많이 먹어도
살 안찌는 법

탄수화물이 살이 찐다고 빵이나 과자나 스파게티를 먹지 말라는 소리를 들을 때마다 나는 실

소를 금할 수 없다. 그것들은 탄수화물 음식이 아니다. 밀가루는 단지 지방과 정제 나트륨과

설탕과 각종 화학합성 조미료를 실어 나르는 운반체일 뿐이다.

더 먹을 것인가 말 것인가. 대부분의 사람들이 매일같이 직면하는 문제다. 돈을 버는 데 혈안이 된 의사들과 다이어트 강사들은 말한다. 살을 빼려면 인간의 가장 기본적이면서도 강력한 본능인 배고픔을 조절해야 한다고 끊임없이 채찍질한다.

　그러나 나는 단호하게 말한다. 그런 방법은 오히려 다이어트를 실패로 이끄는 지름길이다. 자기 몸을 사랑하고 아름답게 하려는 소망은 인간의 가장 자연스러운 욕구로서 문제될 것이 없다. 하지만 더 근본적인 욕구는 음식을 먹고 생존하는 것이다. 예뻐지는 것보다 죽지 않고 사는 것이 중요하다는 말이다. 하지만 이 두 가지 본능이 서로 반대되는 성질이라는(덜 먹을수록 아름다워진다는) 인식은 잘못된 것이다. 잘못되었을 뿐 아니라 자기 파괴적이라고 나는 감히 말한다.

음식 앞에서 죄의식을 불러일으키는 이 문화적인 착각은 오히려 우리의 비만을 촉진시킬 뿐이다.

그럼 여기서 진실을 말해보겠다. 당신은 배고픈 상태로는 절대 다이어트를 지속할 수 없다. 한두 달은 어찌어찌 견딜 수 있겠지만, 결국 그것이 폭식을 불러 몸무게는 더 늘어나고 몸은 축나기 일쑤다. 당신도 경험해보지 않았는가? 인간의 가장 기본적인 본능은 굶주림에서 벗어나는 것이다. 따라서 평생 지속가능한 방법은 배부르게 먹어도 살이 찌지 않는 다이어트일 것이다. 그렇게 해도 살이 찌지 않고 최상의 건강을 유지한다면 이보다 더 좋을 수가 없지 않겠는가.

'그렇게 쉬운 일이라면 벌써 했을 걸요?' 당신이 이렇게 말할 것이라는 걸 나도 안다. 굶어야 살을 뺀다는 다이어트의 나쁜 경험에 당신은 훈련되어 있다. 가장 일반적인 다이어트는 먹는 음식의 칼로리를 계산해서 '하루에 이 정도의 칼로리만 먹어라'는 것이다. 생각해보라. 이런 계산법을 평생 실천하는 사람이 있는가? 주위를 돌아보라. 이 방법을 실천해본 대부분의 사람들은 배고픔을 이기지 못해서 원래의 식사습관으로 되돌아갔다. 결국 그동안 힘들여 뺐던 살이 물거품이 되고 만다. 한 달 동안 고생해서 살을 뺐는데, 원래의 몸무게로 돌아오는데 걸리는 시간은 보름도 걸리지 않는다.

배가 고픈데도 불구하고 평정심을 유지하는 것이 너무 힘들기 때문에, 많은 사람들이 다이어트를 포기하곤 한다. 그러나 내 책 〈어느 채식의사의 고백〉을 읽었거나 내 강연을 듣고 그대로 실천했던 사람들은 맘껏 먹으면서 살을 빼는 것이 너무 쉽다고 말한다. 내가 거짓말을 한 것인가. 그들이 거짓말을 한 것인가.

그러나 여기에서는 원하는 양을 얼마든지 자주 먹어도 상관없다. 칼로리를 계산할 필요도 없고 복잡한 의학상식도 필요가 없다. 오히려 맛있는 음식을 마음껏 먹도록 권장하고 있다. 그런데도 불구하고 살은 계속 빠진다. 컨디션이 점점 좋아지고 피부가 어린아이처럼 활짝 피었다는 말을 듣게 될 것이다. 실제로 내 프로그램에 가입해서 실천한 수천수만의 경험자들이 고백한 증언이기도 하다. 나는 돈을 위해 양심을 파는 시중의 사기꾼이 아니다. 인간이 원래 무엇을 먹고 살아왔는지를 오래 연구해왔고, 그렇게만 먹으면 아무리 많이 먹어도 살이 찌지도 않고 질병에 걸리지도 않는다는 것을 증언하기 위해 지금 당신과 대화를 나누고 있다.

가짜 정보가 다이어트를 망친다

나는 이 책 전반에 걸쳐, 여러분이 살을 빼고 날씬한 몸을 유지하는 데 방해가 되는 그릇된 정보에 속지 말라고 계속해서 주의를 줄 것이다. 신문이나 방송에서는 매일매일 잘못된 정보를 주고 있다. 방송에서 '브라질 너트'가 좋다고 하얀 가운을 입은 의사가 나와 이야기하면 당신은 당장 호기심을 가진다. 바로 그 때 채널을 돌리면 바로 옆 홈쇼핑 방송에서 '브라질 너트'를 판매하고 있다. 어쩌면 그렇게 기막힌 타이밍인지 당신은 의심해보지 않았는가? 그들이 연합전선을 펴서 당신의 주머니를 노리고 있다는 생각은 왜 해보지 않았는가 말이다.

우리는 상업자본주의 시대에 살고 있다. 아무리 잘못된 정보라도 그것을 계속해서 주입시키면 우리는 결국 진실이라고 믿게 된다. 우리는 그것을 통념이라고 말한다. 대표적인 예를 하나 들어보겠다. 1950년대, 1960년대 그리고 1970년대에 걸쳐 소고기가 최고의 음식이라고 우리는 교육받아왔다. 그러나 지금 수많은 과학자들은 그것이 잘못된 것임을 증명해보이고 있다. 오늘날에도 수없이 많은 통념이 우리에게 '그것을 믿어라'고 속삭이고 있다. 그 중의 또 하나는 '올리브 오일은 건강에 좋고 설탕은 매우 나쁘다'라는 것이다. 무슨 소리죠? 올리브 오일은 당연히 건강에 좋지 않나요? 신문이나 방송에서 의사들도 그렇게 말하던데요? 당신은 분명히 이렇게 말할 것이다. 그러나 '살빼기에 관해서'라면 당신도 틀렸고 그 의사들도 틀렸다.

모든 기름은 지방이 100%다. 단지 평상온도에서 액체일 뿐이다. 다른 종류의 지방과 마찬가지로 올리브 오일은 1g당 9칼로리(실제로 Kcal지만 이 책에서는 편의상 칼로리로 표기한다 • 역주)를 가지고 있다. 반면에 설탕은 1g당 4칼로리에 불과하다. 올리브 오일이 설탕보다 2배가 넘는 칼로리를 가지고 있다는 뜻이다. 사실 자연상태에서 지방은 칼로리가 농축된 음식이다. 우리 인간은 수백만 년 진화해오면서 올리브 열매를 통해서 지방을 섭취해왔지, 정제된 올리브 오일을 먹고 진화하지 않았다. 정제된 기름은 불과 수백 년 전에 생겨난 가공식품이다. 올리브 열매는 지방뿐 아니라 수많은 성분(탄수화물, 단백질, 지방, 비타민, 각종 미네랄)이 서로 상호작용을 하면서 인체에 흡수되기 때문에 살찔 염려가 없다.

올리브 오일과 설탕이 몸에 끼치는 영향을 비교해보자. 올리브 오일은 몸에 더 쉽게 지방으로 축적되기 때문에 설탕보다 체중감량에 나쁘다. 우리 몸은 지방을 '저장연료'로 인식하도록 설계되어 있다. 따라서 먹을 음식이 부족할 때를 대비해서 몸속에 저장하게 된다. 섭취한 지방은 우리의 피부 밑이나 장기 주위에 '지방조직'의 형태로 쌓이게 된다. 간단히 말해서 지방을 먹으면 금방 살이 찐다는 말이다. 이 말을 꼭 기억하기 바란다. 지방을 먹으면 몸속에 지방으로 쌓인다.(The fat you eat is the fat you wear.)

그렇다면 설탕은 어떨까? 과도하게 섭취한 설탕은 우리 몸의 근육이나 간에 글리코겐의 형태로 '보이지 않게' 저장되거나 열로 소모된다. 나중에 다른 장에서 더 자세히 언급하겠지만, 설탕은 우리 몸에 손쉽게 지방으로 만들어지지 않고, 몸무게나 외모에 연속적으로 영향을 주지 않는다. 더욱이 설탕도 일종의 탄수화물이므로, 포만감을 주고 글리코겐을 보충해주기도 하는 긍정적인 측면도 있다. 지방은 우리 몸의 배고픔을 쉽게 진정시키지 못한다. 포만감이 생기지 않기 때문에 계속 먹게 되고 몸무게는 점점 늘게 되는 것이다.

이 두 종류의 음식을 과학적으로 실험해보면, 우리가 오늘날 가지고 있는 통념과 얼마나 다른지 쉽게 알 수 있다. 올리브 오일은 아주 쉽게 몸속에 지방으로 저장되는 반면에 배고픔은 쉽게 진정시키지 못한다. 따라서 아침식사로 설탕을 조금 입힌 시리얼을 먹는 것에 비해서, 올리브 오일에 빵을 찍어 먹는 것은 다이어트에 자살골인 셈이다.

그러나 오해하지 말기 바란다. 나는 여기서 설탕을 맘껏 먹으라고 주장하는 것이 아니다. 설탕은 고지방음식(기름이 듬뿍 들어간 튀긴 과자와 빵과 케이크 등)에 많이 첨가하기 때문에 조심해야 한다. 설탕도 탄수화물이다. 그런데 탄수화물이 살이 찐다고 빵이나 과자를 먹지 말라는 소리를 들을 때마다 나는 실소를 금할 수 없다. 그것들은 탄수화물 식품이 아니다. 밀가루는 단지 지방과 소금과 설탕과 각종 화학합성 조미료를 실어 나르는 운반체일 뿐이다.

나는 다만 우리가 '왜 살이 찌는가'라는 질문에 대한 잘못된 통념을 수정해주고 싶을 뿐이다. 올리브 오일과 설탕은 우리가 '살 안찌고 사는 법'을 실천하는데 방해가 되는 그릇된 통념 중 하나일 뿐이다. 이처럼 잘못된 믿음을 버리고 내가 주장하는 다이어트를 실천하기만 하면 '살 빼는 것이 정말 힘들었어요'라는 말을 다시는 입에 올리지 않을 것이라고 장담한다. 사실 그것은 너무도 쉬운 일이다.

자연식물식이란 무엇인가?

자연식물식Whole Food Plant · based Diet은 동물성 식품을 먹지 않는 채식이라는 개념과 조금 다르다. 이것은 고기, 계란, 생선, 우유, 각종 기름을 먹지 않고 자연그대로의 식물만 먹는 채식이라고 생각하면 된다. 살아있는 과일과 채소를 주로 먹고, 통곡물(현미, 감자, 고구마 등)

을 추가하는 방식이다.

나는 이 자연식물식을 내 이름을 따서 맥두걸 다이어트The MacDougall Diet라고 이름지었다. 이것은 몸을 허약하게 하지도 않고 배고프게 하지도 않는다. 모든 음식이 자연식물식(과일과 채소와 통곡물)으로 구성되기 때문에 영양적으로도 완벽한 균형을 이룬다. 내가 여기에서 제시하는 자연식물식은 과학적으로나 의학적으로 모두 증명된 사실들이다. 영양학적으로도 신진대사에 최적이어서 '폭식'을 유발한다거나 하는 일이 전혀 없다. 인류가 수백만 년 동안 날씬하고 건강하게 신체를 유지해온 가장 전형적인 방법이기 때문에 안심해도 된다. 그냥 날씬해지는 것이 아니라 '탄력이 넘치게 날씬'해진다. 또한 어린아이처럼 건강한 피부까지 덤으로 갖게 될 것이다.

이것은 시류에 편승하는 다이어트도 아니고 돈을 벌기 위한 다이어트도 아니다. 이 책을 읽고 그대로 실천한다면 육체뿐만 아니라 정신적인 변화도 경험하게 될 것이다. 당신은 한 달에 5~7kg 정도 살이 빠질 것이다. 당신이 아주 살이 찐 고도비만자이고 이 프로그램을 지속적으로 실천한다면 15kg 이상 빠지는 놀라운 경험도 하게 될 것이다. 몸무게가 서서히 빠지면서 육체적인 생명력도 느끼게 되고 정신이 맑아지며 자존감도 높아지게 될 것이다.

나는 저술활동이나 강연에서 항상 과일과 채소와 함께 '녹말중심의 식사'를 주장하곤 한다. 계속해서 강조하겠다. 여기에서 녹말이란 면이나 빵이나 과자 등 정제된 가짜 탄수화물을 말하는 것이 아니다. 자연 그대로의 통곡물을 말하는 것이다. 많은 사람들이 내게 도움의 손길을 뻗어 왔다. 환경이 허락하지 않아 정기적으로 운동하기 힘든 여성들도 있었고, 만성적인 질병이 있어서 다이어트나 운동을 실천하기 힘든 분들도 있었다. 사실 과체중인 사람들의 반 이상이 여기에 속할 것이다. 이런 분들은 어떤 장애물도 없이 '살빼기'를 실천할 수 있는 독립된 프로그램을 원했다. 그래서 나는 덕지덕지 붙은 살을 빼고 질병까지 치료할 수 있는 '살 안찌고 사는 법'을 하나의 프로그램으로 만들게 된 것이다.

이 프로그램은 신문이나 방송에서 선전하는 '현란한 다이어트'가 아니다. 인체가 음식에 어떻게 작동하는가에 대한 근원적인 질문과 해답이다. 수없이 과학적이고 의학적인 이론으로 증명해 줄 것이다. 당신이 이를 인정한다면, 다른 선택이 없다는 것을 깨닫게 될 것이다. 살을 빼고 질병을 치료하기 원한다면 이대로 실천하길 바란다. 하루하루 지날수록 점점 쉬워질 것이다. 통념이 아니라 진실이기 때문이다. 방법이 아니라 몸의 원리이기 때문이다.

칼 루이스도 음식을 바꾸어 기록을 경신했다

우리는 왜 살이 찌고 몸이 아픈가? 나는 그 이유를 두 가지로 정리한다. '지방이 많은 음식섭취'와 '움직이지 않는 생활'이 그것이다. 이두 가지는 인간의 신체에 엄청난 짐을 안겨준다. 그러나 아무리 몸을 많이 움직이는 운동선수도 과도한 지방으로 채워진 칼로리를 모두 태워 없앨 수 없다. 그 이야기를 시작해보겠다.

1990년도에 나는 미네아폴리스Minneapolis의 토크쇼에 출연한 적이 있다. 그 프로그램에는 칼 루이스Carl Lewis(1984년 LA올림픽 및 1988년 서울올림픽 100m 금메달리스트)도 함께 참여했는데 우리는 대기실에서 참으로 많은 얘기를 나누었다. 놀랍게도 루이스는 내게 체중을 유지하는 것이 가장 힘든 고통이라고 고백했다. 우리는 단거리의 황제로 칼 루이스를 기억하고 있다. 계체량이 전혀 필요 없는 종목에서 그렇게 매일 연습하고 뛰는 사람이 체중 때문에 고통스러워했다는 말은 믿기 어려운 일이었다. 그는 그로부터 몇 년 후 잡지(Runner's World, 1992년 9월호)의 인터뷰 기사에서 다음과 같이 고백했다. "몸무게를 유지하는 것이 가장 어려웠어요. 나는 매일 굶으면서 그 좁은 레이싱 라인 사이를 죽어라고 돌진했던 거죠. 나중에 우연히 미네아폴리스에서 맥두걸 박사님을 만났습니다. 행운이었죠. 그 이후로는 몸무게 때문에 고생하는 일이 없어졌습니다. 다시 살이 찌지 않았기 때문이죠."

사실 루이스는 미국인이 가진 똑같은 문제를 가지고 있었을 뿐이다. 지방, 바로 그것이다. 효율적으로 몸에서 태워 없애기에는 너무나 많은 지방을 섭취하고 있었던 것이다. 세계적인 운동선수에게도, 지방이 많은 음식이 바로 '살찌는 음식'임은 분명하다.

나는 몸의 원리, 그리고 음식과 몸의 관계에 대해 칼 루이스에게 설명해주었고 내가 쓴 책 한 권을 선물로 주었다. 그는 곧바로 자연식물식을 실천하기 시작했다. 얼마 지나지 않아서 효과를 보기 시작한 루이스는 그의 경험을 미국 400m 계주 대표팀의 동료들에게 전했다. "나는 버렐Leroy Burrell과 다른 동료들에게도 놀라운 경험을 하도록 권했죠. 우리는 모두 체중을 줄일 수 있었습니다. 체중을 줄였는데도 컨디션은 더 좋아졌고, 그 컨디션과 체중을 계속 유지할 수 있었습니다."

자연식물식이 그의 경기력 향상에 끼친 영향에 대해 묻자 그는 이렇게 대답했다. "엄청난 영향을 주었음을 결코 부인할 수 없습니다. 그것 때문에 내가 더 빨라졌다는 것을 증명할 수는 없지만 나는 더 날씬해졌고 스트레스는 거의 없어졌죠. 나는 똑같은 방식으로 식사를 했고 지금도 날씬한 몸을 계속 유지하고 있습니다." 그는 자연식물식을 실천하는 동안 2번의 금메달을 더 땄고 멀리뛰기 신기록도 작성했음을 밝혀둔다.

누구나 칼 루이스처럼 빨리 뛸 수는 없다. 물론 나도 마찬가지다. 그러나 만일 그가 체중조절에 성공했다면 당신도 해내지 못할 이유가 무엇이란 말인가. 과체중인 사람들은 일반적으로 자제력이 부족한 것이 사실이다. 본인 자신도 뚱뚱한 외모에 일말의 책임이 있다는 사실을 부인할 수 없다. 아마도 우리는 한때 살을 빼본 적이 있을 것이다. 그러나 돌이켜보면 모두 한때였고, 모두 결국 원래대로 돌아왔거나 더 살이 찌곤 했다. 길거리에 나부끼는 광고전단지 같은 다이어트는 결코 지속가능하지 않다.

미과학위원회NSF에서 발간하는 미의학협회보JAMA의 발표에 의하면 비만치료를 위한 각종 프로그램에도 불구하고 성공률은 대단히 낮다고 밝히고 있다. 만일 원하는 만큼 살을 빼서 그 체중이 5년 동안 지속되는 것을 '비만치료'라고 정의한다면, 비만이 암보다 더 치료가능성이 있다고 말할 수 없다는 것이다.

바로 이런 이유 때문에 많은 서구인들이 다이어트에 진저리를 내면서도 어쩔 수 없이 다시 다이어트를 시도하는 것이다. 단언하건대, 지방이 풍부한 음식을 먹는 한 당신은 결코 살빼기에 성공할 수 없다. 물론 얼마동안은 배고픈 상태로 지낼 수 있고 그 동안 살을 뺄 수도 있다. 그러나 원래의 몸무게로 다시 돌아올 것은 자명하다. 결국 좌절감만을 안겨줄 뿐이다.

오늘날 미국인의 40%가 과체중이다. 초등학생은 이 비교대상에서 빠졌으므로, 신장에 비교한 몸무게가 비만으로 판정될 수 있는 미국의 성인은 2/3에 가깝다고 여겨진다. 병적으로 심각한 고도비만의 경우 25%에 이른다고 보는 것이 정확하다. 미국인이 오늘날과 같이 지방을 과도하게 섭취할 경우 국민 전체가 고도비만이 되리라는 것은 불을 보듯 뻔한 일이다. 그러나 희망도 있다. 나는 여기에서 살빼기에 가장 좋은 성분인 탄수화물에 대해 언급해보겠다.

탄수화물이 살빼기의 핵심이다

우리에게 거의 알려져 있지 않지만, 우리 인간은 과일, 채소와 함께 녹말음식을 갈망하도록 유전적으로 설계되어 있다. 여기에서 녹말음식이란 라면, 빵, 과자 등 공장에서 만든 정제탄수화물이 아니다. 통곡물과 같이 자연상태의 탄수화물을 말한다. 특히 어린이들은 몸속에서 더 많은 탄수화물이 필요하다. 성인의 경우 성장에 필요한 단백질보다 에너지에 필요한 탄수화물이 35배가량 더 필요하고, 지방보다는 수백 배의 탄수화물이 더 필요하다. 예를 들어 성인 남성의 경우 하루 동안 세포를 건강하게 유지하기 위해서 20g의 단백질이 필요한 반면에, 에너지에 필요한 탄수화물은 700g이고, 지방은 3g이면 충분하다. 탄수화물은 가장 효율적인 형태의 에너지원이다. 탄수화물이 풍부한 음식은 단연코 과일과 채소와 통곡물이다.

당신이 비록 지방과 단백질을 먹고 있다고 해도 탄수화물에 끌리게 된다. 식단에서 탄수화물이 부족하다면 우리는 어떤 음식을 통해서든 탄수화물을 더 찾게 되어 있다. 그러나 우리가 서구식 식단에서 벗어나지 않는 한, 어쩔 수 없이 엄청난 분량의 지방을 섭취할 수밖에 없다. 결과는 자명하다. 살이 계속 찌는데도 포만감은 없고 배고픔은 여전할 것이다.

자연식물식은 서구의 기름진 식단과는 정반대의 다이어트다. 지방을 최소화하는 반면에 탄수화물을 듬뿍 제공한다. 결국 살이 빠질 수밖에 없는 것이다. 각종 과일과 채소와 통곡물로 구성된 탄수화물을 제공하기 때문에 살도 빠지고 건강도 증진시킨다.

이것은 지속가능한 프로그램이다. 뺐다가 한 달 만에 다시 찌는 시중의 상업용 다이어트가 아니다. 또한 과학적으로도 완벽히 증명된 프로그램이다. 캘리포니아의 나파밸리Napa Valley에 있는 세인트 헬레나Saint Helena병원에서 574명이 실험에 참여했다. 90kg이 넘는 비만남성들이 11일 동안 실험에 참여한 결과 평균적으로 4kg을 감량할 수 있었다. 비만여성(70kg 이상)의 경우 11일 동안 2kg의 체중감량을 보였다. 한 달 동안 계속해서 실험에 참여한 사람들은 최대 7kg까지 체중감량을 보였다. 더욱 중요한 것은 이들 모두가 '배부를 때까지 마음껏 먹는' 실험의 결과라는 것이다. 두 번 세 번 또는 여러 번 먹는 것이 허락되었기 때문이다. 체중을 줄인다고 일부러 적게 먹는 것은 허락되지 않았다.

이 프로그램에 참석한 사람들은 모두 눈을 총총 빛내며 나의 책을 읽거나 내 강의를 계속 들었다. 왜냐하면 그들은 모두 '마지막 치료'를 받기 위해 온 사람들이기 때문이었다. 대부분 수없이 많은 약봉지를 해치웠고 엄청난 스트레스와 질병으로 고통을 겪은 사람들이었다. 그들은 또한 시중에서 유행하는 각종 다이어트 책을 읽고 따라해 보았고, 다이어트 클리닉에도 다녔으며, 살을 빼는 약과 요상한 분말 가루도 먹어보았고, 용하다는 의사도 만나봤지만 실패한 사람들이었다. 그들은 살을 빼느라 수천 만원을 쏟아 부었지만 몸무게는 오히려 늘어난 상태로 나의 프로그램에 참여한 사람들이었다.

다이어트라면 산전수전 다 겪은 분들이어서 살이 찐 상태로, 몸이 아픈 상태로 죽을 때까지 살겠다고 체념한 분들이었다. 절망의 밑바닥에 들어서야 희망의 빛이 보인다고 했던가. 모든 방법을 동원해도 실패했고 더 이상 절망의 나락에 떨어질 수도 없었을 때, 바로 그때 자연식물식 맥두걸 프로그램에 참여했던 것이다. 당신이 만일 '나처럼 비참한 인간이 있을까?'라고 생각한 적이 있다면 '바로 당신을 위한 프로그램입니다'라고 나는 자신 있게 말할 수 있다. 많은 남자와 여자들이 이 책과 똑같은 내용을 읽고 실천했으며 거의 예외 없이 '살찌지 않고 평생 살 수 있다'는 희망을 갖게 되었다. 몸무게가 더 많이 나가는 사람일수록 더 빨리 살이 빠질 것이다. 물론 배고픔 없이 말이다. 살이 왜 찌는지 그 원인을 알고 그대로 실천하면 누구나 살을 뺄 수 있다는 것이 자명한 일이 아닌가?

캘리포니아에서 온 30세 여성 마씨Marcy의 얘기부터 해보자. 그녀는 이 프로그램에 가입해서 한 달에 4~5kg씩 계속 살이 빠져서 마침내 28kg을 감량했다. 이제 되었으니 굳이 병원 프로그램에 참여하지 않아도 된다고 말했다. 그러나 그녀는 2년 동안 계속 참여해온 열성분자였다. "직장동료들이 맥두걸 다이어트를 해보라고 해서 왔어요. 이것이 가장 건강하게 살을 빼는 방법이라는 확신이 들어요. 몸에 해로운 음식들을 더 이상 먹지 않게 되었죠. 먹고 먹어도 다시 살이 찌지 않는 것이 신기할 뿐이예요. 그러나 모든 것이 사실이예요. 결과가 의외로 빨리 일어나는 것이 놀라울 뿐입니다."

살이 빠지면서 각종 수치도 개선되었다. "혈중 콜레스테롤 수치(mg/dl)도 188에서 131로 낮아졌구요. 날씬하면서도 탄력이 있는 몸매를 갖게 되었죠. 옛날에 입었던 옷들을 하나도 입을 수 없게 되긴 하지만요. 저도 다이어트라면 안 해본 것이 없어요. 배고픈 상태로 지내는 것도 힘들고, 건강에 안 좋은 약을 먹는 것도 힘들고, 먹을 때마다 칼로리를 계산하는 것도 지겨웠어요. 그러나 가장 힘든 게 뭔지 아세요? 그 다이어트를 어느 정도 끝내고 나면 원래의 몸무게로 다시 돌아온다는 사실이죠. 거기에 더 살이 찌게 되면 미쳐버리는 겁니다."

맘껏 먹고도 살 빠지는 음식들

이 프로그램은 이해하기 쉬우면서도 효과가 아주 높다. 뒷장에서 계속해서 설명하겠지만 이해를 돕는 의미에서 간단하게 요약해보고자 한다. 당신은 다음과 같은 음식을 마음껏 먹어도 된다.

- 모든 종류의 과일(사과, 바나나, 딸기, 포도, 오렌지, 복숭아, 배 등)
- 모든 종류의 채소(상추, 양배추, 양파, 당근, 토마토, 브로콜리 등)
- 통곡물과 통곡물 시리얼(현미, 옥수수, 오트밀 등으로 만든)
- 각종 덩굴식물 및 열매(애호박 및 호박, 도토리 등)
- 모든 종류의 콩과식물
- 모든 종류의 뿌리식물(감자, 고구마 등)
- 천연소금 및 천연설탕, 그리고 공장에서 만들지 않은 천연양념 등

위의 음식들은 지구상에서 다이어트를 가장 효과적으로 실천하는 데 필수적인 음식들이다. 양념을 첨가하거나 약간의 요리상식만 배운다면 이 재료들은 가장 훌륭한 음식이자 약재가 될 것이다. 내 말을 믿어도 좋다. 너무나 많은 사람들이 그 효과를 보았고 지금도 행복해 하고 있다. 반면에 반드시 피해야 할 음식에는 다음과 같은 것

들이 있다.

- 모든 종류의 육류를 피하라. 소고기, 돼지고기, 양고기 등에는 너무도 많은 지방과 콜레스테롤, 그리고 항생제를 비롯해서 몸에 해로운 수많은 성분들이 숨어 있다.
- 닭고기 등 가금류와 모든 생선을 피하라. 닭고기 또한 다른 육류와 거의 유사한 양의 콜레스테롤이 있다. 생선도 종류에 따라 다르긴 하지만 어떤 생선은 육류보다 콜레스테롤이 훨씬 많이 들어 있다.
- 모든 종류의 유제품을 치워라. 우유와 요구르트와 치즈 모두 안 된다. 모두 지방과 콜레스테롤 덩어리다. 저지방우유라고 해서 절대 안심해선 안 된다. 알레르기와 소아당뇨, 천식 및 아토피를 일으키는 각종 성분이 숨어 있다.
- 동물성 기름뿐만 아니라 모든 종류의 식물성 기름도 치워라. 올리브 오일, 옥수수기름도 마찬가지다. 기름은 지방이 액화된 상태일 뿐 그 이상도 그 이하도 아니다.
- 계란도 안 된다. 계란에도 지방과 콜레스테롤이 풍부하다는 점을 잊어서는 안 된다.
- 각종 견과류 및 씨앗류도 안 된다. 전통적인 방법으로 제조한 두부나 된장이나 간장을 제외한, 콩으로 만든 공장음식(콩치즈나 두유 등)도 피하라. 우리의 예상과는 달리 콩으로 정제해서 만든 공장음식에는 지방이 상상 외로 많다.
- 모든 밀가루음식을 피하라. 빵이나 베이글, 라면이나 국수나 과자는 안

된다. 음식의 가공과정이 적을수록 체중감소에 좋은 음식이라는 점을 명심하기 바란다. 밀가루는 통곡물인 밀이 아니라 밀을 잘게 부순 가루일 뿐이다. 제분 및 제조과정에서 몸에 이로운 모든 미네랄과 영양분이 사라진다. 밀가루로 만든 음식은 신속하게 몸에 흡수되어 서서히 체중을 증가시킬 뿐이다.

여기서 주장하는 식단은 공장을 통한 어떤 제조과정도 거치지 않은 과일과 채소와 녹말음식으로 구성되어 있다. 지방은 거의 허락하지 않는다. 이 프로그램은 너무 단순하고 선명해서 실천하는데 어려움이 전혀 없다. 배가 부를 때까지 얼마든지 먹어도 좋다. 당신은 하루 섭취 칼로리 중에서 3~5% 정도의 지방만 섭취할 뿐이다. 채소나 과일이나 곡물에도 약간의 지방이 있기 때문이다. 현미씨눈으로도 기름을 짜고 고추씨만으로도 기름을 짠다는 것을 생각하면 모든 자연식물식에 지방이 함유되어 있다는 점을 이해할 수 있을 것이다. 커피를 내리면 커피 드리퍼에 기름이 끼는 것을 당신도 보았지 않은가? 모든 식물에는 지방 성분이 있다. 그것도 과하지도 부족하지도 않게 인체에 가장 알맞은 정도로만 함유되어 있다. 이렇게 먹으면 어떤 지방도 당신의 뱃살에 남아있지 않게 될 것이다. 인간의 몸은 그 지방만으로도 충분히 운용될 수 있다.

1~2주만 지나면 이런 음식습관이 쉽게 몸에 배게될 것이다. 물론 처음 며칠 동안은 약간의 노력이 필요하다. 재료를 골라서 요리하기가 낯설 수도 있다. 그러나 1주일만 지나면 새로운 음식습관에 쉽게

적응할 수 있다. 고기나 생선이나 우유가 필요 없다는 사실을 깨닫게 될 것이다. 그 다음부터는 모든 것이 자동이다. 힘이 전혀 들지 않는다는 뜻이다.

우리는 매일 추수감사절 잔치를 벌이고 있다

미국도 냉장고가 집집마다 들어서기 시작한 1900년대 중반 이전만 해도 고기는 항상 먹는 음식이 아니었다. 한 달에 한 번 정도 어쩌다 먹을 수 있는 잔치음식이었다는 말이다. 냉장고가 보급되고 공장식 축산업이 시작되면서 미국의 뚱보왕국이 시작된 셈이다.

자연식물식은 일정기간 실행하는 '반짝 다이어트'가 아니다. 우리 인류가 수 백 만년 동안 진화해온 음식습관으로 돌아가는 '인간 음식의 원형을 찾는 프로젝트'인 셈이다. 이것은 인류의 먼 조상이 해왔던 것이고, 지금도 세계 곳곳 전통이 살아있는 곳에서 일상적으로 행해지는 음식습관으로 돌아가자는 운동이다. 우리 조상들은 특별한 기념일에 잔치를 열었다. 추수감사절과 같은 각종 기념일을 만들어 먹고 마시고 즐겼다.

현대인은 역사적으로나 진화론적으로나 매우 특이한 삶을 살고 있다. 과거 귀족들이 아주 가끔씩 먹던 풍성한 식사를 거의 매일하고 있으니 말이다. 이처럼 귀족들이 먹던 풍성한 식사의 결과는 의학 서적이나 각종 예술작품에 잘 묘사되어 있다. 고급스런 복장을 입은 귀족들은 대부분 피둥피둥 살이 쪄 있는데, 이것은 그들이 운동이나 노동을 하지 않고 과식을 한 나머지 병색이 드러나 있음을 그대로 증명하는 것이다. 나는 누구누구를 도덕적으로 비난하려는 것이 아니다. 분명하게 말하겠다. 몸을 움직이지 않고, 탄수화물이 없고 지방이 풍부한 식사는 인간의 건강을 망가뜨린다. 우리 인간은 그런 종류의 식사를 하도록 진화론적으로 설계되어 있지 않다. 이것이 핵심이다.

하지만 때로는 풍성한 식단이 허락되는 때도 있다. 무엇인가를 축하하는 자리에서야 무엇이 문제가 되겠는가. 추수감사절에 갈비 몇 점을 먹는다거나, 크리스마스에 약간의 햄을 먹는다거나, 부활절에 계란 한 개를 먹는다거나, 생일에 케이크와 아이스크림을 먹는다고 해서 무엇이 문제가 되겠는가. 그러나 우리 현대인들은 아침마다 부활절음식을 먹고 저녁마다 추수감사절 음식을 먹는다. 과거에는 생일파티에서나 먹음직한 케이크나 아이스크림을 매일 저녁 먹는다.

우리 인류역사를 거슬러 올라가 생활습관을 치밀하게 조사해보면 우리는 2가지 결론을 이끌어낼 수 있다. 첫째, 현재 우리의 음식습관은 우리 조상들의 그것과 엄청나게 다르며 둘째, 이런 음식습관이 각종 내과적인 질병과 유행병적인 비만의 첫번째 원인이라는 것이다. 이러한 음식습관은 우리 인간의 순환계통에 과도한 부담으로 작용한다. 정말이지 균형이 전혀 잡혀있지 않다는 것이다. 우리는 과거에 일 년에 몇 번 열리는 잔치에서나 먹음직한 음식들을 매일 먹고 있으니 말이다.

자연식물식을 실천하면서 우리가 과학적이고 의학적인 이론을 이해하는 것은 매우 중요하다. 그래서 나는 다음에 나오는 여러 장에 걸쳐서 인간이 왜 살이 찌고 어떻게 살이 빠지는지, 그 메커니즘에 대해 설명할 것이다. 공복상태가 어떻게 우리 몸을 치유하는지, 신진대사와 영양문제 등에 대해 자세히 안내할 것이다. 6장에서는 이 프로그램을 총체적으로 정리해 놓았다. 9장에서는 안전하고 효과적인 운동법도 설명했다. 계속해서 특별한 어려움들(왜 여자는 남자보다 살이 느리게 빠지나 등)의 원인도 규명해놓았다. 이러한 음식습관을 평생 유지할 수 있는가 하는 문제의 해답도 풀어보았다.

우리는 인생의 전환점에 서 있다. 자 그럼 우리가 단순히 살이 찐다는 이유 때문에 죄의식을 갖게 하고 때론 혼동을 일으키게 하는 '배고픔'에 대해서 들여다보기로 하자.

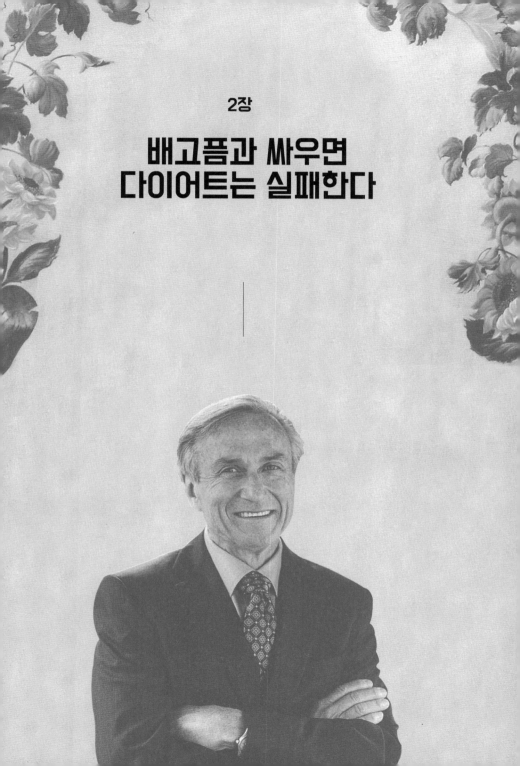

2장

배고픔과 싸우면
다이어트는 실패한다

분명히 말하지만 식욕이 문제가 되는 것은 아니다. 숨을 쉬고 물을 마시는 것처럼 아주 당연한 것이지 그 이상도 이하도 아니다. 숨을 쉬고 물을 마시는 것처럼 배가 고파서 음식을 먹는 것은 너무나 당연한 생리적 현상이다. 문제는 '무엇을 먹는가' 하는 것이다.

배고픔을 참는 것은 인간뿐만 아니라 동물들에게도 매우 힘든 일
이다. 특히 살을 빼려고 하는 우리 인간에게는 더욱 힘들다. 대부분
의 다이어트는 배고픔을 참아야 살을 뺀다고 외치고 있다. 이 말은
너무도 잘못된 말이다. 단언하지만 배고픔은 우리의 친구이지 절대
로 적이 될 수 없다. 나는 우리의 친구를 변호하기 위해 이 장을 쓰고
있다. 단순히 살을 빼기 위한 다이어트의 경우, 배고픔을 참지 못하
면 대부분 다시 살이 찌게 되어 있다. 일반적으로 상업자본주의 시대
를 사는 우리에게는 2가지 선택권이 주어져 있다. 첫째는 배고파도
참거나 고지방 저탄수화물 다이어트를 실천하는 일이고, 둘째는 상
업용 다이어트 회원이 되거나 약물을 선택하는 일이다. 그러나 당신
도 알다시피 이런 방법들은 필연적으로 실패하게 되어 있다.

이것을 명심하기 바란다. 배고픔은 무시하거나 정복해야 할 수단이 아니다. 우리 인간은 생존하기 위해서 계속 먹도록 설계되어 있고(모든 야생동물이 그런 것처럼) 그렇게 진화해왔다. 따라서 오랫동안음식을 먹지 않을수록 먹고자 하는 욕구가 더 강해질 수밖에 없다.

48시간 동안 단식을 해본 사람은 알 것이다. 12시간 정도는 참을만하지만 그 시간이 지나면 음식생각이 더 간절해진다. 24시간 정도지나면 모든 고민이 사라진다. 돈, 가족, 심지어는 핵전쟁에 대한 고민도 모두 사라진다. 생각나는 것은 오직 한 가지밖에 없는데 바로음식이다. 그렇게 배고픔으로 하루를 견디고 나면 일시적으로나마공복감을 채우기 위해 물을 벌컥벌컥 마시게 된다.

계속해서 음식을 먹지 않고 참게 되면, 피로와 오한과 속쓰림 같은증상들이 나타난다. 이러한 증세는 고통이 완전히 사라질 때까지 점점 강해진다. 먹고자하는 강렬한 욕망이 없다면 몸속의 영양분이 고갈되어 기아상태에 놓이고 당신은 결국 죽게 된다. 이처럼 굶지 않고먹고자 하는 욕구는 인간의 생존에 필수적인 것이다. 우리 인간은 바로 그런 욕구를 통해서 생존해왔고 번성해왔다. 이처럼 생존에 반드시 필요한 식욕을 부정하는 것이 가당키나 한 일일까?

먹어야 한다는 욕구가 얼마나 강렬한지는 인류의 역사를 보아도쉽게 알 수 있다. 인류는 배고픔을 극복하기 위해서 용기 있는 행위를 보여줬고 때론 야만성까지 보여줬다. 일반적으로 배고파서 참기힘들다고 말할수록 당신의 생존가능성은 더 높아진다. 음식을 먹기전까지 당신은 어떤 일도 제대로 해낼 수가 없다. 배고픔은 생존을 위한 필수불가결한 요소다.

정말 극복하기 힘든 식욕은 다이어트 성공에 엄청난 부담이 아닐 수 없다. 당신이 실천해본 적이 있는 수없이 많은 다이어트 프로그램들을 돌이켜보시라. 배고픔을 참는 것이 그 다이어트를 성공시키는 데 어느 정도 도움을 준 것도 사실이다. 그러나 결과는 어떠한가. 당신은 결국 실패했고 참았던 음식을 다시 먹었다. 당신은 시도했고 열심히 했다. 그러나 어느 정도 살이 빠진 후 다시 원래대로 돌아왔고 더 살이 쪘다. 당신이 더 잘 알고 있을 것이다.

굶는다고 살이 빠질까?

요요현상은 당신의 자존심에 상처를 주고 죄의식까지 느끼게 한다. 많은 사람들이 스스로에게 화가 나고 절망감에 빠지게 된다. 그러나 당신은 배고픔에 대항해서 싸우는 전쟁에서 결코 승리할 수 없다는 사실을 깨닫지 못한다. 그것은 마치 당신의 몸이 당신과 상대해서 전쟁을 치르는 것과 같다. 장기적으로 배고픈 상태가 되면 당신의 몸은 위험한 기아상태로 인식을 하고 행동에 나선다. 바로 이때 우리 몸의 생존본능이 발휘된다. 음식을 먹게 될 기회가 있으면 필요 이상으로 먹게 된다는 말이다. 또 다시 기아상태가 올 것을 대비해서 저축해야 하기 때문이다.

세계 1,2차 대전이 끝난 후, 전쟁 중에 굶주렸던 수많은 사람들은 그들의 식욕을 조절할 수 없었다. 하루에 무려 4,000~5,000 칼로리를 먹어 치웠다. 많은 사람들이 비만해지기 시작했다. 조난을 당했다거나 감옥에 갇혔던 사람들이 그런 강요된 기아상태 이후 음식이 주어졌을 때, 과식으로 죽게 된 기록들도 수없이 많다.

따라서 다이어트를 하는 사람들이 오랫동안 굶어버리면, 다이어트를 하기 전보다 더 살이 찔 정도로 과식하는 경향을 보인다. 바로 이런 점을 알기 때문에, 다이어트를 처음 시작하는 사람들에게 다이어트가 공포스러운 것이다.

오랫동안 굶주렸던 사람들은 위와 장의 효율성이 개선되어, 단식이 끝난 후에는 영양분을 더 잘 흡수하도록 몸의 체질이 변형된다. 따라서 다시 식사를 시작할 경우 다이어트를 하기 전보다 더 살이 찌게 되는 법이다.

음식이 부족할 때 우리 인간은 신진대사를 낮게 떨어뜨리는 생존전략을 구사한다. 물만 마시고 완전히 굶을 경우, 일반인은 보통 3주 정도 생존할 수 있다. 그러나 건강을 위해서 의도적으로 단식을 하는 경우 건장한 젊은이는 60일 넘게 생존할 수 있다. 음식을 먹지 않는 동안에 신진대사가 1/3로 떨어지기 때문이다.

신진대사가 낮아진다는 것은, 우리가 운동을 하거나 휴식을 취할 때도 칼로리를 훨씬 덜 소모한다는 뜻이다.(9장에서 자세히 다루겠다) 우리 몸은 적게 먹을 때와 많이 먹을 때 서로 다르게 생존전략을 구사한다. 빠르고 효율적으로 살을 빼기 위해서는, 가능하면 적게 먹는 것만이 유일한 해결책이라고 우리는 알고 있다. 맞다. 그렇게 하면 살이 빠진다. 그러나 당신 몸의 신진대사는 매우 느려질 것이고 칼로리 소모도 줄어들게 된다. 결국 더 많은 노력과 의지가 있어야만 목표를 달성할 수 있다는 말이다.

더욱이 이러한 생존 메커니즘은 점점 심해진다. 무슨 말이냐 하면, 당신이 다이어트를 하면 할수록 당신의 몸은 음식을 더 효율적으로 (신진대사를 낮추는 방식으로) 사용하게 된다는 뜻이다. 따라서 두 번째 다이어트를 하게 될 때는 첫 번째보다 살 빠지는 속도가 더 느려진다. 새로운 다이어트를 하게 될 때마다 살빼기가 더 힘들어질 것은 자명하다. 인간의 몸은 기아상태에서 생존하도록 진화해왔다. 분명히 말한다. 시중의 상업용 다이어트를 하면 할수록 살빼기는 더 어려워진다. 이것이 핵심이다.

살이 빠질 때 지방만 빠질까?

다이어트 후에 다시 살이 찌는 요요현상은 건강에도 치명적으로 해롭다. 몸의 변화가 지나치게 심하기 때문이다. 굶어서 살을 빼더라도 운동을 병행하지 않으면, 살만 빠지는 것이 아니라 근육도 함께 줄어든다. 그러나 다이어트를 포기하고 다시 음식을 먹게 되면, 가장 먼저 지방을 통해서 몸무게를 불리게 된다. 결국 몸무게는 똑같은데 근육은 줄고 지방만 늘리는 셈이 되어버린다는 말이다.

근육은 지방조직에 비해서 더 많은 칼로리를 소비하는 조직이다. 우리가 휴식을 취하고 있을 때에도 건강한 근육은 칼로리를 소비한다. 반면에 지방은 칼로리를 저장한다. 근육이 있어야 할 자리에 지방을 축적한다는 것은, 미래에 살을 뺄 때 도움이 되는 바로 그 조직을 없애버리는 것이다. 근육이 사라지는 만큼 더 살이 찌는 것은 바로 이런 이유에서다.

그럼에도 불구하고 당신은 참을 수 없는 식욕이 문제라고 말한다. 나의 의지력이 부족하다고 자책한다. 바로 이때 자칭 다이어트 전도사라는 사람들이 나타나 하얀 장갑에 북을 치며 설교를 한다. '적게 먹지 않고 어찌 살을 뺀단 말인가?', '칼로리를 계산하면서 식사를 해야 하느니라' 그러면 죄의식에 휩싸인 비만 신도들은 이를 신앙처럼 믿고 다음처럼 고백한다. '너무 많이 먹어서 살이 쪘음을 고백합니다, 나는 죄인이로소이다, 식욕을 극복하지 못한 나의 죄를 용서해 주시옵소서'

식욕은 죄가 아니다

식욕은 인간을 비롯한 모든 동물의 가장 기본적인 욕구다. 당신은 죄인이 아니라는 말이다. 들판을 달리는 어느 말이 풀을 더 많이 뜯어 먹는다고 해서 우리가 '죄 많은 말'이라고 할 수 있는가? 숲속을 가르며 도토리를 배불리 먹는다고 해서 '죄 많은 다람쥐'라고 말할 수 있는가 말이다. 일부러 굶는 것은 동물(인간을 포함한)의 자연스런 행동이 아니다. 우리가 오랫동안 단식을 하면 다음 다섯 가지 중 하나의 반응을 보인다.

1. 포기하고 다시 먹는다. 자연스럽게 다시 살이 찐다. 시중에서 반짝 유행하는 다이어트일 경우 특히 그렇다.(4장에서 그 이유를 자세히 언급하겠다)

2. 당분간 계속해서 굶어버린다. 각종 방법을 동원해서 참아낸다. 그러나 모든 방법을 동원해도 의지력은 점점 약해진다. 위에서 말했던 대로 결국 실패하게 된다.

3. 배고픔을 참게 해주는 약을 먹는다. 의학적인 처방이 동원된다. 약물을 복용하게 되면 어느 정도 배고픔을 참을 수 있지만 건강에 치명상을 입는다. 어느 정도 살을 뺄 수 있지만 신경질, 분노, 불면증, 과민증상 등 각종 부작용이 뒤따라온다.

4. 자기 자신을 힘들게 만든다. 탄수화물이 심하게 부족한 다이어트를 할 경우 몸이 아프기 시작한다. 탄수화물을 충분히 공급해주면 지방을 태우는 효과를 볼 수 있고, 케톤Ketone 성분으로 인해 식욕을 조절할 수 있다. 그러나 지금까지도 저탄수화물 고단백질 다이어트 등이 유행하고 있다. 어리석게도 고단백질로 만든 파우더나 캔 등도 다이어트 식품으로 팔리고 있는 실정이다. 짧은 기간에 효과를 보기도 하지만 그것으로 끝장난 예들을 너무나 많이 보고 있지 않은가. 오프라 윈프리Oprah Winfrey가 대표적인 사례이다. 이런 약품이나 식품들은 우리 몸의 세포에서 수분을 뽑아내거나 이뇨작용을 일으켜 몸무게를 줄인다. 결국 이러한 다이어트는 심장과 신장, 그리고 간 등에 무리를 주게 된다. 이런 다이어트는 단백질의 과잉공급으로 인해서 뼈에서 칼슘이 빠져나가고 결국 관절염에 걸리게 된다. 단백질은 몸에서 소화되고 배출될 때 칼슘

과 결합하기 때문이다. 뿐만 아니라 쉽게 피로하고 혈액순환에 장애를 일으키고 심장부정맥의 원인이 된다.

5. 수술을 결심한다. 고도비만 환자들은 종종 식욕을 조절하기 위해서 위의 크기를 줄이는 수술을 감행한다. 적은 음식으로도 포만감을 갖게 하기 위해 위절제수술을 하는데 위 한쪽을 잘라내고 혈관조형술을 하기도 한다. 그러나 이러한 수술은 전체적인 장과 음식물의 순환에 부조화를 일으킨다. 비만을 궁극적으로 치료한다는 이러한 시도는 수없는 부작용을 일으키고 결국은 실패로 끝나게 된다. 처음 몇 달 동안은 체중이 줄면서 효과가 나는 듯 보인다. 그러나 식사량이 줄어들면 신체가 필요한 영양을 공급받지 못하므로 식욕이 더욱 강해진다. 거기에다 만족감이 부족하면 항상 신경이 날카로워질 수밖에 없다. 주위사람들에게 신경질을 부리게 되고 또 다시 구토와 폭식의 사이클이 시작되기 마련이다. 위는 다시 원래의 크기로 팽창하고 때로는 죽음을 초래하기도 한다. 수술 후의 고통을 호소하는 사람들을 나는 수도 없이 만나왔다.

식욕을 조절하려고 노력할 때마다 우리는 '모든 것이 내 문제야'라는 그릇된 믿음을 갖는 경향이 있다. 신이 나를 잘못 만들어 놓았다고 생각하는 것이다. 배고픔과 식욕이라는 인간의 기본욕구를, 제한하고 조절해야 하는 '악마'라고 믿어버리는 것이다. 저 들판에서 풀을 뜯는 얼룩말도 '풀을 너무 먹으면 살찌니까 조금만 먹어야지'라고 생각할까? 고기를 뜯는 사자도 '한 점 더 먹고 싶지만 참아야지'라고 생각할까? 이것이 정상일까? 배부르게 먹고자하는 인간의 생리적인 욕구와 날씬해지고 싶어 하는 욕구가 대결하는 현상이 정상적인 것일까? 좀 더 자세히 알아보기로 하자.

배고파서 먹는 것은 너무 당연하다

우리 인간은 아무리 힘든 상황에서도 살아남으려는 생존본능을 가지고 태어났다. 또한 그렇게 700만년을 진화해왔다. 이러한 생존본능을 유지하기 위해 필수적인 것들이 있는데 순서대로 하단의 표와 같다.

어떤 이는 돈 없이 못산다고 말한다. 어떤 이는 사랑 없이 못산다고 말한다. 그러나 우리는 그것 없이도 살아갈 수 있다. 정말 중요한 것은 숨을 쉬고 물을 마시고 음식을 먹는 것이다. 위 3가지 없이 우리는 절대로 살아갈 수 없다.

우리 인간은 어떻게 숨을 잘 쉬도록 설계된 것일까? 당신에게 물어보겠다. 혹시 '과잉호흡'을 하는 사람을 본 적 있는가? 충분히 호흡

■ 생존의 필수 3요소

공기 : 공기 없이 3분 이상을 살 수 없다.
물   : 물 없이 3일 이상을 살 수 없다.
음식 : 음식 없이 20~50일 이상 살 수 없다.

하는지 알기 위해 일분에 몇 번 숨을 쉬는지 세어본 적이 있는가? 내가 만일 당신에게 '마을에 공기가 부족하니 아껴 쓰세요'라고 말한다면 당신은 나를 미쳤다고 생각할 것이다. '일분에 18번 숨 쉬는 것보다 14번 숨 쉬는 것이 좋겠어요'라고 말한다면 당신은 나를 제정신이 아니라고 생각할 것이다. 계속해서 숨 쉬는 횟수와 양을 조절하려면 엄청난 집중력이 필요하다. 그것이 가능하기는 한 것일까?

물은 또 어떤가? 당신은 항상 물을 '과음'하는 스타일인가? 아니면 일부러 적게 마시는 스타일인가? 한여름에 밭에 나가서 일을 하다가 스스로에게 물어본다. '아 목마르다, 하지만 나는 물을 6잔을 마셨으니 더 이상 마시면 안 되겠지?' 이처럼 당신의 갈증이 물 마실 잔의 숫자를 결정해줘 본 적이 있는가? 평소에 주체할 수 없을 정도로 물을 '과음'하는 사람을 당신은 본 적이 있는가?

아주 명백하게 우리 인간은 무의식적으로 공기와 물을 적절히 마시고 있다. 그렇다면 왜 우리 인간은 음식을 '과식'하게 되는 것일까? 목구멍으로 음식을 넣을 때마다 숫자를 세면서도 비만과 각종 질병으로 신음하는 이유는 무엇일까? 식욕이라는 것이 잘못 설계되고 잘못 진화된 것일까? 혹시 식욕과 다른 무엇이 잘못 섞여있는 것은 아닐까? 분명히 말하지만 식욕이 문제가 되는 것은 아니다. 숨을 쉬고 물을 마시는 것처럼 아주 당연한 것이지 그 이상도 이하도 아니다. 숨을 쉬고 물을 마시는 것처럼 배가 고파서 음식을 먹는 것은 너무나 당연한 생리적 현상이다. 문제는 '무엇을 먹는가' 하는 것이다.

진짜음식과 가짜음식을 구별하라

그러나 음식을 먹는 것은 숨쉬기나 물마시기와 달리 우리에게 선택을 요구한다. 우리의 생명을 유지시키기 위해서 마시는 물은 액체이고, 공기에는 산소를 포함해서 여러 가지 성분이 섞여 있다. 그러나 음식은 종류가 수도 없이 많다. 양고기 샌드위치부터 호박볶음요리까지 셀 수가 없을 지경이다. 무엇을 선택해서 먹느냐에 따라 당신의 건강과 외모가 결정된다. 따라서 음식을 선택하는 것은 본능(배고픔)과 인간을 이해하는 능력이 동시에 필요하다. 해로운 음식과 건강한 음식을 구별해야 하기 때문이다.

우리 주위에는 독성물질이 너무나 많이 널려 있기 때문에, 오늘날 우리는 인류역사상 음식에 대해 고도로 안목이 필요한 시대에 살고 있다. 인류학자들에 의하면 3만 5천 년 전 우리 인류의 직접 조상인 호모사피엔스는 통곡물과 채소, 그리고 딸기와 같은 과일을 주식으로 했다. 우리 조상 이전의 직립원인(현생인류의 직접 조상이 아닌)인 호모에렉투스의 뼈를 분석해본 결과 거의 대부분 육식을 했는데, 30살 이상 산 경우가 거의 없었다. 그 이후에 나타난 현생인류인 호모사피엔스는 과일과 채소를 채집하거나 농사를 통해 거둔 통곡물을 주식으로 했다. 고기, 생선, 계란, 우유와 같은 동물성 음식은 주식이 부족할 때 아주 가끔씩 무엇을 축하하거나 기념하는 때를 위해서 조금씩 저장해둘 뿐이었다.(1950년대까지만 해도 미국이라는 선진국에서조차 이런 음식이 '특별식'이었다는 점에 집중하시라) 이러한 음식습관이 인간의 건강과 날씬한 몸매를 계속 유지시켰음은 물론이다.

그러나 미국과 유럽의 공장식 축산시스템을 통해 소고기와 돼지고기, 닭고기와 각종 유제품이 무한정으로 쏟아지게 되었다. 또한 각종 기술이 발달함에 따라, 냉장시스템과 화학적 보존법 및 운송시스템을 통해 과일과 각종 농산물까지 전 세계 곳곳으로 이동을 가능하게 했다. 이 때문에 인류역사상 듣지도 보지도 못한 각종 음식이 생겨나게 되었으며, 우리는 이제 '무엇을 먹을 것인가'하는 심각한 고민에 빠져들게 된 것이다.

이제 우리는 어쩔 수 없이, 우리의 배고픔을 위로하고 건강을 유지하기 위해서 필요한 음식을 선택해야 한다. 이 때문에 우리는 어느 정도의 교육과 자기학습이 필요하게 되었다. 이를 위해서 우리는 '식욕은 우리의 적'이라는 그릇된 통념을 버리는 것에서부터 시작해야 할 것이다.

배고픔은 우리의 친구다

배가 고프다는 것은 자연적인 현상이지 결코 잘못된 것이 아니다. 지구상에 인류가 생존하기 위해서는 반드시 필요한 것이다. 배고픔은 우리의 친구일 뿐이다. 그것은 좋은 것이고 필수적이다. 당신은 몸이 아플 때도 강한 식욕을 느껴본 적이 있는가? 당신은 애인과 이별하는 순간에도 음식을 떠올려본 적이 있는가? 배고픔을 느낀다는 것은 오히려 몸과 정신이 건강하다는 증거다. 건강을 회복하고 몸매를 날씬하게 하기 위해서는 '배부르게 하는' 바로 그 음식을 가짜음식에서 진짜음식으로 바꾸어야 한다.

게리Gary의 예를 들어보자. 그는 47세의 음악선생님이었다. 친구가 소개해서 그는 나의 자연식물식 프로그램에 참여하게 되었다. 그는 비만과 고혈압으로 오랫동안 고생한 끝에 다이어트를 하기로 결심했다. 180cm의 키에 몸무게 120kg 정도였는데 프로그램에 들어와서 27kg을 감량하고 각종 신체의 변화를 경험했다. "얼굴에 뭐가 자꾸 생기고 머릿결이 푸석푸석했는데, 지금은 피부가 깨끗하다는 말을 자주 들어요. 전에 의사가 고혈압을 치료해야 한다며 약을 주었지만 거절하고 이 프로그램에 들어왔습니다. 약도 한 번 안 먹었는데 혈압수치가 160/100에서 120/80으로 떨어졌어요. 콜레스테롤 수치는 현재 116입니다. 감기에도 잘 안 걸리고 설사 걸리더라도 금방 없어지곤 해요. 전보다 에너지가 넘치고 몸이 가뿐하다는 느낌이 듭니다. 속쓰림이나 소화불량은 물론이고 변비나 설사도 없어졌어요. 참 신기한 일입니다."

게리는 수없이 많은 다이어트를 해보았다고 고백했다. 그가 경험해본 다이어트의 종류는 다음과 같다.

(1) 단식 - 평생 계속할 수 없었음.

(2) 소금과 붉은 고기 절제 - 살이 빠지지 않았음.

(3) 저지방 및 무지방 유제품 섭취 - 성공 못했음.

(4) 고지방 저탄수화물 다이어트 - 몸에서 악취가 나고 두통이 심

해졌으며 너무 힘들어 포기했음.

(5) 조깅과 테니스 – 살이 약간 빠졌지만 계속해서 운동하기는 쉽
　 지 않았음.

요즈음 그의 운동습관은 아주 단순해졌다. "그냥 하루에 한 시간
정도 동네 한 바퀴를 걸을 뿐이에요." 그는 이 프로그램의 경험을 다
음과 같이 요약했다. "배고픔을 참는다거나 무엇을 극기한다거나 할
필요 없이 마음껏 먹는 것이 자연식물식의 핵심인 것 같아요."

캐이시Kathy의 경우도 비슷하다. 41세의 그녀도 수없이 많은 다이
어트를 시도했지만, 어느 것 하나도 영원히 살을 빼주지는 않았다.
"저는 다이어트를 하는데 30년이라는 세월을 소비했어요. 하루에
500~800 칼로리로 식사를 제한하는 방법을 주로 시도했는데, 주로
시금치나 계란, 그리고 양상추를 많이 먹었죠. 어떤 때는 10~15kg이
빠지기도 했는데 다이어트를 그만두면 다시 살이 찌곤 했어요. '쪘다
빠졌다'를 반복하는 것 때문에 몸이 많이 상했어요. 다이어트에 들어
갈 때마다 내가 가식적이라는 생각이 들어 내 자신이 싫어졌습니다.
다이어트가 끝나자마자 조절을 못하고 먹게 되는 내 자신은 더욱 싫
었구요."

캐이시도 친구에게서 내 이야기를 듣고 찾아 온 경우다. 3달 동안
그녀는 15kg을 뺐고 옷 사이즈도 16에서 12로 줄일 수 있었다. 3년
동안 우리 프로그램에 참여했는데 지금은 168cm에 55kg의 몸무게
를 꾸준히 유지하고 있다.

"반드시 이것만 먹으라고 하는 다이어트가 아니라, 수없이 많은 종

류를 마음껏 먹는 다이어트라는 점이 다른 다이어트와 다른 것 같아요. 자연식물식을 시작한 이후로 나는 좋은 친구를 얻은 기분이 들어요. 우리 인류가 오랜 세월 함께해온 정다운 친구 말이에요." 캐이시는 일주일에 서너 번씩 마을을 한두 바퀴 걸을 뿐이다.

체중감량 뿐만 아니라 그녀는 자신에 대한 자존감도 회복했다. "날씬해지고부터 다른 사람에게 보이는 이미지가 많이 달라졌어요. 에너지도 넘칩니다. 음식습관을 바꾸면서 몸과 맘이 항상 가벼워요. 통통 튄다고 할까요. 항상 힘들게 했던 변비도 말끔히 없어졌습니다. 월경 때 느꼈던 통증도 말끔히 사라져서 신기할 뿐이에요. 음식습관만 바꾸었을 뿐인데 제 인생이 통째로 바뀌었다구요."

당신은 날씬하고 탄력적인 몸매로 바꿀 수 있다. 그것도 영원히 말이다. 당신은 배고픔을 참아내면서 살을 뺄 수 없다. 또한 알약이나 분말을 사용하거나 시중에 나도는 온갖 상업적 다이어트에 빠져서는 불가능하다.

건강한 상태로 살을 빼기 위해서 당신은 첫째로, 배고프지 않고 식욕을 충족시키는 것이 중요하고 둘째로, 살을 빠지게 하는 바로 그 음식을 먹는 것이 중요하다. 덜 먹어서 일시적으로 살을 빼보았자 실패와 실망감만 안겨줄 뿐이다.

부모들은 일반적으로 '나쁜 친구들이 착한 우리 아이를 망쳤다'고 말한다. 그렇다면 그 친구는 도대체 누가 선택한 것인가? 새로운 인생을 살기 원한다면 좋은 친구를 사귀기만 하면 된다. 모든 친구가 나쁜 친구가 아니듯이 모든 음식이 절대로 나쁜 음식일 수 없다. 제대로 선택하기만 하면 음식은 절대로 당신의 적이 아니다. 좋은 음식이 무엇인지를 깨닫기만 하면 그 중에서 무엇을 먹든지 당신은 날씬해지고 건강해질 것이다.

그 좋은 친구, 좋은 음식은 무엇일까. 바로 과일과 채소와 녹말음식이다. 고기와 유제품으로 구성된 식사에서 사과와 양배추, 감자와 옥수수와 현미와 콩으로 식단을 바꾸는 것이다. 영양학적인 측면에서 당신의 식단에 올라온 각종 동물성지방과 식물성오일은 반드시 식물중심의 식사로 바뀌어야 한다. 탄수화물은 세포의 신진대사에 반드시 필요한 연료다. 탄수화물은 우리 몸에 에너지를 주는 유일한 성분임을 명심해야 한다. 반드시 명심하길 바란다. 우리 몸은 음식의 다른 성분보다 탄수화물을 더 원한다. 우리 몸이 적당하다고 느낄 때까지 계속해서 먹도록 명령을 내린다.

다음 장에서는, 탄수화물이 충분하면 배고픈 현상이 멈춘다는 사실을 배울 것이다. 지금의 서구식 식단보다 4배 많은 탄수화물을 섭취해야 한다는 점도 배울 것이다. 그것이 자연상태의 곡물과 채소와 과일이라면, 탄수화물을 과도하게 섭취한다고 해서 절대 걱정할 필요가 없다. 그것은 열로 소비되거나 보이지 않게 글리코겐(나중에 사용할 목적으로 간이나 근육에 저장되는 당) 형태로 약간 저장될 뿐이다. 한편 당신이 섭취하는 초과지방은 고스란히 몸에 지방으로 저장된다. 탄수화물이 많이 포함된 음식은 에너지를 주고 육체활동을 위한 인내심을 길러준다.

기름진 음식은 굶주릴 때를 대비해서 먹는 특별한 음식이어야 한다. 자연식물식을 통해 원하는 몸무게로 돌아오기만 하면 가끔씩 이런 음식을 먹어도 좋다. 몇 달에 한 번 정도 잔치나 축제일에 그것을 먹는다고 해서 누가 무어라 할 것인가. 그러나 우리 스타일로 먹어서 살이 빠지고 몸이 가뿐해진다면 몸에 나쁜 음식을 먹을 때 반응이 올 것이다. 소화불량과 설사와 같은 반응이 다시 나타날 것이다. 많은 채식주의자들이 똑같이 고백하는 말이 있다. '오랫동안 채식을 했더니 이제 고기냄새가 역겨워졌어요'라고 말이다.

The MacDougall
Program
for
Maximum Weight Loss

3장

탄수화물을 먹어야
포만감이 생긴다

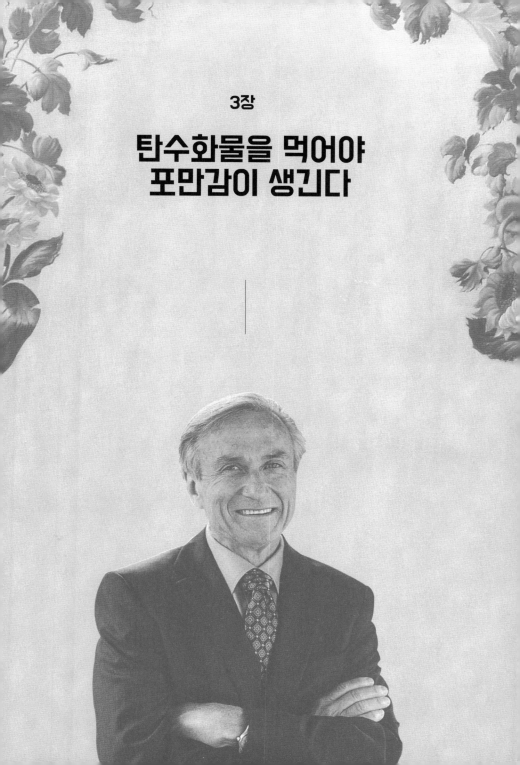

박탈감이 없으면 갈망이 멈추는 법이다. 하루 세끼 모두를 과일과 채소와 녹말음식으로 섭

취한다면 매번 음식을 먹을 때마다 만족감과 포만감을 느낄 것이다. 갈망이 남아있지 않기

때문에 마지막으로 먹는 디저트조차도 예전의 그 강한 느낌이 사라지게 될 것이다. 포만감

이 벌써 완성되었기 때문이다.

캘리포니아에 있는 시에라 네바다 산맥Sierra Nevada Range을 3,000m 정도 올라간다고 생각해보자. 평지보다 숨쉬기가 훨씬 힘들다는 것을 느낄 수 있다. 평지보다 더 높이 올라갈수록 산소가 부족하기 때문이다. 보통 때보다 산소가 훨씬 부족하기 때문에 그 부족분을 채우기 위해서 더 빨리 더 깊이 숨을 쉴 수밖에 없는 것이다. 더 빨리 더 깊이 숨을 쉴수록 '과호흡' 현상이 나타난다. 나는 당신에게 이렇게 말할 수도 있다. "천천히 숨을 쉬세요. 숨이 너무 가쁘시군요." 내가 그렇게 말한다면 당신은 나를 미친 사람 취급할 것이다. 내가 무슨 말을 해도 당신은 적절한 양의 산소를 마시기 위해 숨을 빠르게 내쉴 수밖에 없다. 이 '과호흡' 증상은 산소가 더 많은 평지에 내려가야만 진정될 것임은 자명하다. 그때서야 비로소 필요한 만큼의

숨을 쉴 수 있고 '과호흡'이 치료될 것이다. 당연하지 않은가?

당신은 '과식'에도 똑같은 원리가 적용된다는 점을 알아야 한다. 탄수화물과 배고픔의 관계는, 산소와 숨쉬기의 관계와 똑같고 물과 갈증의 관계와 똑같다. 인간의 몸은 탄수화물을 갈망하도록 설계되어 있고 그렇게 진화해왔다. 우리 몸의 첫 번째 원료이기 때문이다. 모두가 알다시피 우리 몸에 칼로리를 공급하는 3대 영양소는 탄수화물, 단백질, 그리고 지방이다. 그 중에서 탄수화물은 가장 기본적인 영양소이고 우리 몸에 가장 깨끗한 영양소이다. 간단히 말해서, 우리 몸은 탄수화물을 소화해서 신진대사를 하도록 설계되었고 진화했다는 말이다. 우리 몸의 세포들은 끊임없이 적정량의 탄수화물을 공급하라고 요구한다. 우리가 다이어트를 할 때 포만감을 주는 것은 오직 탄수화물뿐이다. 탄수화물이 부족하면 금방 배가 고프게 된다. 다른 것을 먹어 일시적으로 배가 부를지라도, 곧바로 몸이 원하는 것을 갈망하게 된다. 고산지대에서 더 많이 숨을 쉬게 되는 것과 똑같이, 배고픈 환경에 처하면 몸이 원하는 것을 더 먹을 수밖에 없는 것이다. 좀 더 자세히 살펴보기로 하자.

탄수화물은 왜 중요한가

우리는 탄수화물이라고 하면 빵, 파스타, 과자 등을 떠올린다. 그러나 그것은 틀렸다. 또 다시 강조한다. 그것은 정제탄수화물(밀가루)에 각종 지방과 향신료와 화학성분들을 뒤섞은 공장음식일 뿐이다.

정제탄수화물은 지방과 화학약품을 실어 나르는 운반체에 불과하다는 말이다.

우리 몸의 소화기관은 입, 혀, 치아, 침을 통해 식도를 거쳐 위장에 도달한다. 소장(영양분을 흡수하는 역할)과 대장(음식물을 분리하여 대소변을 만드는 역할)은 모두 탄수화물을 효율적으로 사용하도록 설계되었다. 또한 그것을 즐기도록 설계되어 있다. 여기서 즐긴다고 표현하는 것은 혀를 비롯한 미각신경이 몸에 좋은 탄수화물을 선택하도록 설계되어 있다는 뜻이다. 우리 몸이 원하는 음식을 먹음으로써 우리는 충분한 보상을 받는다. 혀의 맨 앞부분에 '단맛'을 느끼는 미각신경이 있는 이유는, 우리 인간이 무엇보다도 가장 먼저 원하는 음식이 단음식이라는 것을 증명해준다. 단맛을 감지하는 이 미각신경으로 인해 가장 원하는 음식을 먹었을 때 감각기관이 행복을 느끼게 되는 것이다. 바로 이런 과정으로 인해 우리의 몸이 계속해서 즐거움을 느끼며 생존해 나갈 수 있다. 혀끝은 단맛을 느끼고 가운데는 짠맛, 양옆은 신맛, 그리고 가장 안쪽 목젖 쪽은 쓴맛을 느끼는 미각신경이 분포되어 있다.

인류학자들의 연구에 의하면 구석기시대의 인간은 일찍부터, 단맛은 영양이 풍부한 것이고 쓴맛은 독성분이 있다는 것을 알아차렸다고 한다. 혀끝으로 맛을 봤을 때 단맛이 나지 않으면 뱉어냄으로써 몸을 보호했다는 말이다.

단맛을 느끼게 하는 것은 복합탄수화물과 단순탄수화물로 구분된다. 복합탄수화물은 주로 녹말음식에 많은데 통곡물, 콩류, 감자, 채소 등이다. 단순탄수화물은 보통 정제된 음식에서 발견되는데, 주로 과일주스, 꿀, 시럽, 정제된 백설탕 등이 그것이다.

우리의 치아 또한 좋은 탄수화물을 골라내도록 설계되고 진화되어 왔다. 앞니는 각종 과일과 채소와 녹말음식들을 잘라내도록 되어 있고 안쪽의 평평한 어금니는 잘라낸 음식들을 갈아서 잘게 부수도록 설계되어 있다.

우리가 음식을 씹게 되면 침과 함께 섞인다. 침에는 알파 아밀라아제α-Amylase라고 불리는 효소가 있어서 복합탄수화물을 단순탄수화물로 분해해낸다. 이런 작용을 통해 우리 소화기관 내에서 손쉽게 흡수가 가능한 것이다. 왜 인간의 침에는 지방분해 효소나 단백질분해 효소가 없는 것일까? 왜 인간의 침에 하필이면 탄수화물을 분해하는 아밀라아제라는 효소만이 유일하게 함유되어 있는 것일까? 인간이 탄수화물을 먹는 동물이라는 사실을 이보다 더 확연하게 증명하는 사실이 또 어디에 있는가 말이다.

탄수화물은 다른 영양소보다 우선적으로 우리 몸의 연료로 사용된다. 유아기라 할지라도, 우리의 몸은 성장을 위한 단백질보다 세포의 순환을 위한 연료가 더 필요한 법이다. 성장보다 생존이 우선이기 때문이다. 죽지 않는 것이 키 크는 것보다 더 중요한 일이기 때문이다. 탄수화물은 많은 양의 연료를 제공할 뿐만 아니라 우리 몸에 가장 깨끗한 연료를 제공한다는 점을 명심해야 한다. 탄수화물은 탄소와 수소와 산소로 구성되어 있는데 대사작용을 할 때 이산화탄소와 물을 부산물로 만들어 낸다. 이 부산물들은 몸에서 쉽게 분해되는 특징이 있다. 반면에 단백질이 연료로 사용될 때는 에너지로 전환하기 위해 아주 많은 노력이 든다. 부산물인 질소는 암모니아와 요소로 전환되는데 이것들이 많아지면 몸에 아주 해롭다. 고기를 많이 먹는 사람의 몸에서 악취가 심한 이유는 바로 완전히 연소되지 못한 암모니아와 요소가 피부로 배출되기 때문이다. 고기를 많이 먹는 사람은 몸에서 뿐만 아니라 방귀에서도 심한 독소를 내뿜는다.

우리의 소화기관은 아무리 많은 탄수화물이 들어오더라도 효율적으로 분해하도록 설계되어 있다. 소장의 맨 앞부분은 탄수화물 소화효소가 풍부한 소화액을 함유하고 있다. 장은 매우 길고 구불구불하게 접혀 있어서 아주 천천히 완벽하게 탄수화물을 소화하도록 설계되어 있다.

최적으로 작동하기만 하면, 인간의 장기는 해부학적으로나 생리학적으로 고탄수화물을 쉽게 소화하고 분해하는 완벽한 공장이다. 신체적으로 포만감을 주고 정신적으로 만족감을 주는 완벽한 시스템인 것이다.

많이 먹는다고 배부른 것은 아니다

많이 먹어서 포만감이 해결된다면 자동차 타이어를 먹어서 배를 채울 수도 있지 않은가 말이다. 배고픔이라는 것은 영양학적으로 완벽하게 만족을 시켜줘야 해결되는 조금 복잡한 욕구이다. 영양학적으로 만족을 줄 때까지 배고픔은 완전히 해결되지 않는데, 탄수화물을 충분히 섭취했을 때 비로소 포만감이 온다. 그래서 우리는 빵 사이에 고기를 넣어 샌드위치로 먹는다. 내가 아는 한국친구는 고기를 먹고 난 후에도 나중에 밥을 꼭 먹는 이유를 묻자, 그래야만 먹은 것 같은 포만감이 든다고 웃으며 말했다.

음식을 먹으면 식도를 거쳐 위에서 소화한 다음 소장에서 영양을 흡수한 후 대장을 거쳐 소변과 대변으로 걸러지는 과정을 거친다. 이때 위가 어느 정도 만족감을 가질지라도, 음식이 소장으로 들어가기 전까지 배고픔은 사라지지 않는다. 소장은 각종 영양성분, 특히 탄수화물을 흡수하여 혈액과 세포에 보내는 역할을 한다. 인체에서 최고의 역할을 하는 탄수화물의 작용 때문에, 음식의 다른 성분이 도저히 할 수 없는 포만감을 느끼게 하는 것이다. 음식을 충분히 섭취하지 않으면 당신은 계속해서 허기가 남아 있게 된다. 바로 탄수화물이 충분하지 못해서다. 그래서 과식하게 되는 것이다. 칼로리가 많고 지방과 단백질이 많은 다른 음식을 통해서라도 포만감을 느끼려고 과식하는 것이다.

우리 인류는 아프리카의 침팬지(인간과 유전자가 96%나 일치한다)에서 갈라져 나왔다. 우리는 원래 침팬지처럼 과일과 채소를 먹는 동물이었다. 그러나 기후변화와 같은 각종 환경의 변화를 피해 유럽과 아시아로 이동하면서 손쉽게 채취할 수 있는 녹말음식을 먹게 되었다. 우리 현생인류의 조상인 호모사피엔스는 마침내 쌀과 같은 곡물과 고구마, 감자와 같은 뿌리식물을 주식으로 포함시켰다. 우리가 일반적으로 알고 있는 통념과는 달리 3~4만 년 전 수렵생활을 하던 우리 조상도 녹말음식으로 뿌리식물을 먹었다는 증거들이 최근에 계속 발표되고 있다. 농업을 시작하면서는 씨를 뿌려 곡식을 경작했다. 유럽에서는 밀과 옥수수가 주식이었고, 아시아와 아프리카에서는 쌀과 귀리, 기장 등을 주식으로 먹었다. 열대지방에서는 얌이나 카사바, 그리고 감자 등을 녹말음식으로 섭취했다.

공장음식은 포만감이 오지 않는다

1장에서 언급했던 것처럼, 나는 캘리포니아 나파밸리의 세인트 헬레나병원에서 12일간 합숙프로그램을 운영한 바 있다. 많은 사람들이 고도비만이었는데 130kg이 넘는 사람도 있었다. 그들의 고백에 의하면, 매 끼니마다 음식을 아무리 많이 먹어도 배가 고팠다는 것이었다. 나는 그들에게 단호하고 분명하게 '여기에서는 그렇게 하지 마시고 먹을 수 있을 만큼 맘껏 먹으라'고 주문했다. 그들은 나의 충고를 잘 따라주었다.

첫째 날, 우리 병원식당에서는 두 번 세 번 먹을 수 있도록 많은 양의 음식을 제공했다. 3일째 되던 날 그들은 더 이상 못 먹겠다고 손사래를 치고 말았다. '돈을 내고 오셨으니 맘껏 드시라'고 말했지만 '배불러 못 먹겠어요'라고 모두 합창했다. 나는 속으로 웃었다. 탄수화물이 풍부한 음식이기 때문에 금방 포만감이 오리라는 것을 잘 알고 있었기 때문이다. 이 같은 '맘대로 먹기 시합'은 중요한 점을 암시한다. 나는 그들에게 물었다. "아무리 많이 먹어도 배가 고프다더니 이젠 적당히 먹어도 배가 부른 이유가 무엇인가요?"

이제 그들은 식사 때마다 포만감을 느끼게 되었다. 공장에서 만든 가짜음식은 몸속에 그것들을 아무리 구겨 넣어도 포만감이 오지 않는다. 비만과 질병만 가져올 뿐이다. 참가자들은 마침내 탄수화물(빵과 파스타와 과자가 아닌)이 정답이라는 사실을 알게 된 것이다.

기름진 음식에는 탄수화물이 없다

탄수화물이 부족한 서구의 기름진 음식은 매우 위험하다. 고기, 계란, 생선, 우유 등에는 탄수화물이 없다. 돼지기름, 버터, 올리브 오일, 옥수수기름, 그 밖에 어떤 식물성 기름에도 탄수화물은 없다. 치즈에는 칼로리의 2% 정도 탄수화물이 있을 뿐이다. 이런 음식들은 탄수화물 필요량을 충족시켜주지 못할 뿐 아니라 포만감을 주지도 않는다. 탄수화물이 부족한 식사를 하게 되면 당신의 몸은 이런 불평을 하게 된다. "주인님은 왜 내가 원하는 것을 넣어주지 않으시나요? 다음 식사시간에는 꼭 넣어주실 거죠?"

탄수화물이 부족한 식사를 하면, 뱃속에 음식이 가득 차야만 숟가락을 놓게 된다. 위에 고단백, 고지방 음식이 가득 차게 되는 그 시점이 되면 몸이 힘들어진다. 그런데도 불구하고 무언가 부족하다는 생각을 하게 되는데, 이 때 탄수화물이 풍부한 음식을 먹게 되면 그 불만족감은 금방 사라진다. 이 때 생각나는 음식은 무엇인가? 그렇다. 빵이나 라면이나 파스타처럼 빨리 혈관에 흡수되는 정제탄수화물

(가짜탄수화물)이다. 이처럼 기름에 푹 담가서 만든 가짜탄수화물은 2~3시간 정도 당신에게 포만감을 안겨줄 것이다. 그러나 현미와 같은 통곡물을 있는 그대로 먹는다면 7~8시간 포만감이 지속될 것이다. 자, 당신은 무엇을 선택할 것인지 말해보시라.

설탕에 중독되는 이유는 무엇일까?

많은 사람들이 나에게 케이크, 아이스크림, 과자, 사탕에 중독되었다고 고백했다. 그들은 하나같이, 설탕이 많이 들어 있어서 중독되었다고 말한다. 탄수화물이 부족한 다이어트에서 설탕은 탄수화물을 공급하는 유일한 원천이다. 순수한 탄수화물 결정체이기 때문에 설탕은 미각기관에 강한 자극으로 부족분을 보상해준다.

미국에서는 아침식사로 베이컨과 계란을 주로 먹는다. 이들은 탄수화물이 전혀 없기 때문에 그에 따른 보상으로 우리는 커피에 설탕을 몇 스푼 넣어 마시는 것이다. 점심시간에 닭가슴살이 많은 음식을 먹는다면 달콤한 캔디나 주스를 통해서 부족한 탄수화물을 채우려고 할 것이다. 저녁에 피가 뚝뚝 떨어지는 두꺼운 스테이크를 먹는다면 케이크나 아이스크림을 디저트로 먹어야만 포만감이 완성되기 때문에 디저트로 그런 음식을 먹는 것이다. 서구식 식단에서 설탕성분이 들어 있는 달달한 음식을 디저트로 먹는 것은 바로 그런 이유 때문이다. 그때서야 비로소 배고픔이 쾅하고 문을 닫고 도망가는 것이다. 지방과 단백질이 많은 음식을 먹고 난 후에 설탕이 듬뿍 든 디저트와 스낵을 먹는 것은 매우 신나는 일이다. 마치 풀장에서 오랫동안 잠수했다가 처음으로 고개를 내밀고 신선한 공기를 마시는 느낌이 들 것이다. 애연가들도 아침에 일어나서 처음으로 피는 담배를 가장 맛있다고 한다. 나는 왜 사람들이 초콜릿이나 아이스크림에 중독되는지 이해할 수 있다. 탄수화물이 거의 없는 음식을 먹은 후에 정제된 설탕음식을 먹는 쾌감은 중독된 사람에게 마약을 주는 것과 별로 다를 것이 없다.

박탈감이 없으면 갈망이 멈추는 법이다. 하루 세끼 모두를 과일과 채소와 녹말음식으로 섭취한다면 매번 음식을 먹을 때마다 만족감과 포만감을 느낄 것이다. 갈망이 남아있지 않기 때문에 마지막으로 먹는 디저트조차도 예전의 그 강한 느낌이 사라지게 될 것이다. 포만감이 벌써 완성되었기 때문이다.

다음 우측의 표는 각종 음식의 탄수화물 함유량을 보여준다. 이 표를 보면 우리가 어떤 음식을 먹어야 하는지 너무도 자명해진다.

지방과 단백질은 포만감을 주지 않는다

20세기 중반까지, 실험용 쥐를 통한 각종 실험결과들은 많은 오류를 남겼다. '인간과 동물의 필수영양성분이 다르다'는 점을 간과했기 때문이었다. 쥐와 인간의 필수영양성분이 다르다는 것은, 인간과 코끼리가 좋아하는 음식이 서로 다르다는 것과 같고, 인간과 사자가 좋아하는 음식이 서로 다르다는 것과 같다. 이런 오류를 간과했기 때문

■ 각종 음식의 탄수화물 함유 보기

음식	탄수화물 함유(%)
아몬드	13
사과	100
아스파라가스	77
아보카도	15
베이컨	0
보리	90
소고기	0
블랙베리	89
버터	0.2
당근	92
치즈	2
닭고기	2
대구	0
옥수수	94
달걀	2
포도	91
강낭콩	72
바닷가재	1
마가린	0
우유	30
오트밀	71
올리브 오일	0
땅콩	14
감자	90
돼지고기	0
쌀	86
새우	0
해바라기씨	14
고구마	92
토마토	85
참치	0
칠면조고기	0

에 과학자들은 인간의 배고픔을 해결하는 데는 지방이 탄수화물보다 더 효과적이라고 믿게 된 것이다.

그러나 그 이후의 각종 실험결과는 달랐다. 인간이 배고플 때 지방을 먹더라도 포만감의 치유에 그리 효과적이지 못하다는 것이 밝혀졌다. 우선 우리 혀에는 지방을 감지하는 미각기관이 없다. 뿐만 아니라, 장기간 지방에 대한 반복되는 경험(불로 익힌 다음 양념을 섞어서 만들어낸 고기의 풍미에 대한 중독성)과 심리적인 관계(고기를 먹어야 건강하다는 기존의 교육에 대한 맹신)를 맺지 않고서는, 지방에 대한 기본 욕구가 없다는 사실을 알게 된 것이다.

우리가 어떤 음식을 먹을 때 가장 먼저 반응하는 것은 무엇일까. 그렇다. 향, 즉 냄새다. 코가 먼저 반응하고 혀는 나중에 반응한다. 맛을 내는 음식의 80% 이상은 냄새가 있다. 미각이라는 것도 우리의 오감(미각, 시각, 청각, 후각, 피부감각) 중의 하나다. 어떤 물질 수만 개의 분자가 혀에서 용해된 다음에, 혀는 그 물질의 맛을 인식하게 된다. 반면에 후각은 인간의 감각 중에서 가장 예민한 감각이다. 우리는 악취가 나는 음식을 거부하는 능력이 있다. 우리가 '맛을 느낀다'고 할 때, 우리 뇌는 미각기관뿐만 아니라, 맛을 예상하는 후각신경을 통해 어떤 정보를 이미 갖고 있다는 뜻이다. 미각이 후각에 의존한다는 것은 감기에 걸렸을 때 아주 잘 알 수 있다. 감기에 걸려서 코가 막히면, 냄새를 맡지 못할 뿐인데도 맛을 감지하는 능력도 떨어지기 때문이다. 향이 먼저고 맛은 나중이라는 말이다. 코가 먼저고 혀가 나중이라는 말이다.

서구식단의 맛과 향은 기름에 녹는 지용성 분자와 결합된다. 스테이크, 치즈, 아이스크림과 같은 고지방음식 때문에 기름진 냄새가 난다. 아시아 전통식단(지금은 많이 달라졌기 때문에 전통식단이라고 표현했다)과는 정반대다. 한국, 일본, 중국의 전통식단의 맛과 향은 수용성 분자와 결합된다. 각종 곡물과 채소, 과일, 그리고 수분이 많은 음식이다. 아시아 식단은 또한 향이 많은 음식인데 그런 식물성 향 또한 만족감을 준다. 수분함유량이 많은 아시아 전통식단은 지방이 적기 때문에 훨씬 건강하다. 그들은 맛과 향을 즐기면서 건강까지 유지시켜주는 바로 그 음식을 먹어왔던 것이다.

인간이 어떤 맛을 선호하는 경향은 유전적으로가 아니라, 교육에 의해서 이어져왔다. 우리는 지금 선택한 음식을 좋아하도록 교육받아왔다. 멕시코 어린이의 경우를 보자. 그들은 매운 고추를 처음 접했을 때 대부분 거부반응을 일으킨다. 자극적으로 매운 캡사이신Capsaicin이라는 성분 때문이다. 그러나 어른들이 그 맛을 즐기기 때문에 어린이들도 점차 적응해간다. 자연스런 상태에서 거부감을 주는 그런 물질을, 문화적인 교육을 통해서 점차 좋아하게 된다는 말이다.

어떤 음식을 선호하는 경향은 특별히 교육받지 않고도 저절로 배우게 된다. 맛있게 먹으라고 제공된 음식을 단순히 즐기기만 해도, 좋아하는 음식의 가짓수를 늘릴 수 있다. 반대로, 한때 좋아했던 음식이 이제는 싫어지는 경우도 있다. 음식을 선택하는 것은 변화무쌍하게 변한다. 시간과 경험과 교육과 소속한 단체에 따라서 얼마든지 변할 수 있다. 바로 이런 이유 때문에, 우리 프로그램에 들어온 많은 분들이 짧은 기간 내에 음식에 적응할 수 있었던 것이다. 일주일도 지나지 않아서 과일과 채소와 통곡물이 얼마나 맛있는 음식인지 깨닫게 되었다고 이구동성으로 말했다.

녹말음식을 통해서 포만감도 느끼고, 살도 빠지고, 병까지 치유되는 세 마리 토끼를 모두 잡은 셈이다. 내가 존경하는 조엘 펄먼Joel Fuhrman 박사는 이런 느낌을 그의 저서 〈식생활 혁명〉Fasting and Eating for Health에서 다음과 같이 고백하고 있다. "오랫동안 단식과 자연식을 하고 난 후에 과거에 그렇게 좋아했던 땅콩버터를 한 스푼 입에 넣어봤다. 그러나 땅콩버터를 급히 토해내고 입을 헹굴 수밖에 없었다. 나의 입맛이 너무 많이 변해버린 데다가 예민해져 있었다. 땅콩버터가 화학물질로 절여져 있는 끔찍한 식품이라는 것을 내 혀가 금방 알아채버린 것이다."

탄수화물은 정서적인 만족감을 준다

탄수화물은 우리 육체에 포만감을 줄 뿐 아니라 정서적이고 심리적인 안정감도 동시에 준다. 뇌의 성분을 변화시켜 배고픔을 안정시키고 우울함을 안정감으로 바꾸어준다. 메사추세츠 공대MIT에서 행해진 연구에 의하면, 탄수화물을 많이 섭취할수록 두뇌에서 세로토닌Serotonin이라는 성분이 증가하는 것으로 발표되었다. 그들은 이 세로토닌이라는 성분이 심리적인 안정감과 집중력을 주고, 배고픔을 완화시켜주며 수면을 촉진시켜준다는 사실을 발견했다. 탄수화물이 풍부한 음식을 먹으면 우리 뇌에 세로토닌 성분이 증가해서, 이러한 모든 이익을 계속해서 누릴 수가 있다는 말이다. 단백질이 풍부한 육류, 유제품들은 두뇌에 정반대의 화학작용을 일으키는데, 많이 먹을수록 두뇌의 세로토닌 성분을 감소시키는 것으로 밝혀졌다.

우리는 보통 감정을 조절하기 위해 달콤한 음식을 사용한다. 스트레스를 많이 받거나 추운 계절일수록, 감정을 완화시키기 위해서 탄수화물이 풍부한 음식을 먹는 경향이 있다. 여자들이 한 달에 한 번씩 생리현상이 일어나기 전에 심리적인 안정을 위해 초콜릿같이 단 음식을 먹는 것도 같은 이유이다. 뚱뚱한 사람들은 간혹 그들의 화를 누그러뜨리거나 감정을 조절하기 위해 엄청난 양의 탄수화물을 먹는 경향이 있다. 탄수화물을 통해 두뇌에 세로토닌을 증가시켜 안정감을 얻고 싶어 하기 때문이다. 또 다시 강조하지만 나는 지금 당신에게 빵이나 과자처럼 공장에서 나온 가짜탄수화물을 먹으라는 말이 아니다. 거기에는 진득한 지방과 각종 화학물질이 포함되어 있어 당신의 뱃살을 늘릴 것이다. 현명한 당신은 오해하지 않으리라 믿는다.

그동안 우리 자연식물식 프로그램에 참석했던 사람들은 모두 회의론자였다. 그들 중에는 운동선수와 사업가도 있었고, 사무직에서부터 노동자까지 아주 다양했다. 그들에게는 모두 공통점이 있었는데, 수십 년 동안 전형적인 미국식 식사를 해왔다는 사실이다. 병에 걸린 사람도 있었고 고도비만인 사람도 있었지만, 대부분 두 가지를 모두 가지고 있었다. 그들은 모두 수없이 많은 다이어트 프로그램을 시도했지만 대부분 실패했다. 거의 모두가 이 프로그램을 마지막으로 다이어트를 그만둘 생각을 하고 있었다. 그만큼 절박한 사람들이었다는 뜻이다.

캘리포니아 주 산타로사Santa Rosa에서 온 43세의 마이크Mike라는 사람이 있었다. 그는 내가 출연했던 라디오 방송의 토크쇼에서 내 이야기를 듣고 찾아왔다. 물론 그도 수없이 많은 종류의 다이어트를 경험해본 사람이었다. "내 몸은 아주 천천히, 하지만 완전히 변했습니다. 관절염과 허리통증도 심했는데 사라졌구요. 4달 만에 97kg에서 78kg까지 빠졌어요. 아직도 그 몸무게를 유지하고 있죠. 자연식물식으로 2년째 식사를 하고 있는데 나는 완전히 변했어요. 지금은 아주 가끔씩 상담을 받는 정도입니다. 내가 먹고 있는 음식에 대한 확신이 없으면 우리는 흔들리게 되어 있어요. 수없이 많은 상업적인 정보 때문이죠. 각종 상업적인 다이어트가 서로 다른 의견으로 방송에서 우리를 유혹하니까요. 살만 빠진 것이 아녜요. 허리 통증은 완전히 사라졌고 관절염도 거의 나았어요. 지긋지긋하던 소염진통제도 이젠 필요가 없게 되었죠."

오리건 주에서 온 조이Joey는 우리 프로그램에 들어왔을 때 66세였다. 그녀는 래리킹쇼The Larry King Show에서 내 이야기를 듣고 책을 사서 읽은 후에 혼자서 다이어트를 시작했다. 6개월 만에 20kg을 감량했고 허리사이즈를 5인치나 줄일 수 있었다. 2년이 지난 후에도 그 몸무게를 계속 유지하고 있다. 그녀는 80%만 실천하고 있다고 했다.

한 달에 3번 정도는 파티에서 마음껏 먹는다고 했다. 그러나 여전히 날씬한 몸매를 유지할 수 있으며 많이 먹어도 항상 가뿐하다고 고백했다. 자연식물식을 실천하면서 가장 좋은 점은 식사 때마다 맘껏 먹을 수 있고, 그래도 죄의식을 느끼지 않아도 된다는 점이라고 말한다. 가끔씩 자연식물식에서 금지하는 음식이 너무 먹고 싶을 때가 있는데 개의치 않고 먹곤 한다는 것이다. 아주 가끔씩 말이다. 이미 가치 확신이 있고 장기간 80~90% 실천하는 사람이라면 나 또한 그리 강압적으로 하지 않는 편이다.

그녀는 하루에 40분 정도 실내자전거로 운동을 한다. "살만 빠진 것이 아니라 피부가 깨끗해졌고 시력도 좋아졌어요. 젊어졌으니 새로 시집가라고 친구들이 놀리기도 하죠. 위장병뿐만 아니라 고통스런 변비도 사라졌죠. 신경질적인 성격까지 차분하게 변했으니까요."

우리 프로그램에 참여한 다른 사람들과 같이 조이 또한 많은 다이어트를 경험했다. 미국체중감량센터National Weight-loss Center에서 12kg 정도 뺀 적이 있는데 몇 달 후에 위궤양에 걸렸다. 의사는 그 다이어트를 당장 그만두라고 화를 냈다. "다른 다이어트에서도 9kg 정도 뺐는데 그나마 속쓰림은 좀 나았어요. 그런데 다이어트를 하면서 항상 음식생각을 하게 된다는 것이 문제였습니다. 다이어트가 끝나자 다시 살이 쪘는데 예전보다 더 쪘어요. 변비는 여전히 고통스러웠구요."

리사Lisa는 겨우 26살이었다. "TV에서 맥두걸 박사님을 보았어요. 그 후에 프로그램에 가입한지 2주 만에 컨디션이 아주 좋아지는 것을 깨달았죠. 지킬박사와 하이드처럼 이중인격적인 성향을 보이기도 했어요. 특히 생리전증후군^{PMS}을 겪을 땐 더욱 심했죠. 별일도 아닌 일에 아주 민감하게 반응했어요. 바늘 떨어지는 소리에도 펑펑 울 정도로 예민했으니까요. 모든 것이 변했습니다. 꽃가루 알레르기 때문에 비염을 달고 살았는데 좋아졌구요. 힘들게 일할 때를 빼고는 아픈 증세들이 없어졌어요. 에너지가 넘친다는 말을 자주 들어요. 스스로를 피곤하게 했던 과거의 나는 없어졌다니까요."

음식조절은 포만감이 핵심이다

식욕을 조절하는 유일한 해결책은 몸이 갈망하는 탄수화물을 몸에 넣어주는 일이다. 과수원에서 가져온 과일과 밭에서 방금 가져온 싱싱한 채소와 녹말음식을 넣어주는 일이다. 지금 시작하기만 하면 바로 느낄 수 있다. 바로 그것을 먹으라는 말이다. 과거의 음식습관 때문에, 녹말음식과 채소와 과일을 받아들이기 힘든 분들도 있을 것이다. 그러나 내 말을 믿고, 나와 함께 날씬해진 수많은 사람들을 믿고 시작해보자. 당신은 지금, 날씬하고 건강한 외모를 영원히 가질 수 있는 출발점에 서 있는 것이다.

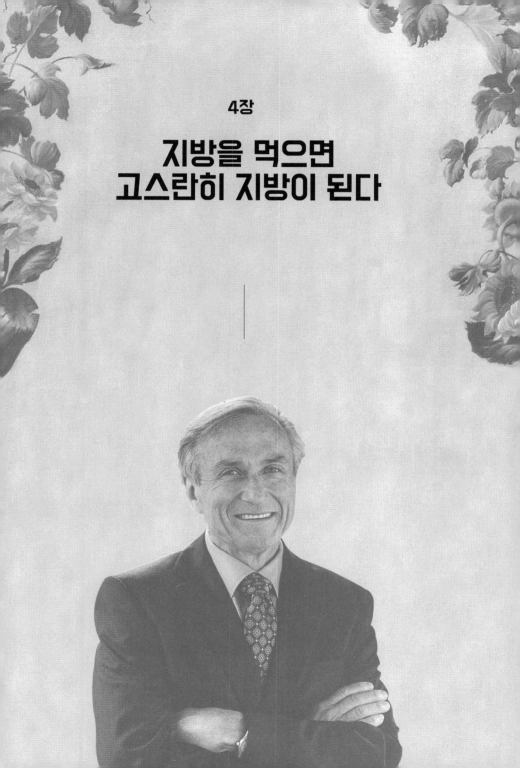

4장

지방을 먹으면
고스란히 지방이 된다

이것은 아주 중요하다. 단백질을 많이 섭취할수록 몸에서 칼슘이 빠져나가기 때문이다. 그래서 단백질을 많이 섭취하는 미국, 캐나다, 핀란드는 세계에서 가장 골다공증이 많은 나라다. 단백질 때문에 생기는 피해는 거의 대부분 동물성 음식에서 온다. 고기, 생선, 계란, 우유 등이 바로 그 범인들이다.

우리들 대부분은, 칼로리가 높은 음식이 살을 찌게 하므로 그런 음식을 피하라는 교육을 받아왔다. 너무 단순한 수학공식이라서 더 이상 다르게 생각하는 사람이 없을 정도다. 영원불멸한 진리로 생각할 정도다. 과연 그럴까.

그러나 40년 넘게 이 한 분야를 연구해온 나는 이렇게 말하겠다. 그것은 거짓말이다. 칼로리를 계산해서 다이어트를 하는 행위는, 다람쥐가 쳇바퀴를 도는 것과 똑같다. 다람쥐가 아무리 쳇바퀴를 돌려봤자 도망갈 곳이 없다. 이것이 진실이다. 만일 다람쥐가 도망갈 구멍이 있다면 쳇바퀴에서 내려와 숲으로 도망갈 것이다.

내가 여러분에게 하고 싶은 이야기가 바로 이것이다. 과거의 상업적인 다이어트 방식은 똑같은 경험을 계속 반복하게 하는 쳇바퀴와 같은 것이다. 가장 먼저 당신은 살을 빼야겠다고 결심을 한다. 새로운 다이어트를 시도하며 일단 배고픔을 참으면서 굶기도 하고, 칼로리를 계산하며 이것저것 골라 먹는다. 일정기간 하니까 실제로 살이 빠진다. 그러나 배가 너무 고파서 다이어트를 중단하고 다시 먹는다. 다이어트를 시도하는 사람의 95%는 모두 이런 과정을 거친다. 살이 왜 찌고 어떻게 빠지는지 몸의 메커니즘을 전혀 이해하지 못한 채, 옛날의 음식습관으로 다시 돌아가고서 옛날보다 더 살이 찌는 과정을 반복한다. 아무리 노력을 해도 다람쥐처럼 처음의 그 자리로 다시 돌아가게 되어 있다. 오히려 좌절감만 안겨줄 뿐이다. 굶거나 칼로리를 계산하는 것은 다람쥐의 쳇바퀴와 같다는 점을 깨달아야 한다. 당신은 쳇바퀴를 아무리 돌려도 완전무결한 다람쥐의 고향인 숲으로 돌아갈 수 없다.

이러한 방법이 실패하는 이유는 '탄수화물이 만족감과 포만감을 준다'는 중요한 사실을 간과하기 때문이다. 또한 살이 찌는 진짜 원인이 지방이라는 사실을 간과하기 때문이다. 자 그러면 다이어트의 두 번째 비밀인 지방의 역할에 대해서 알아보자.

지방은 칼로리가 고도로 농축된 음식이다. 지방보다 칼로리가 농축된 음식은 없다. 1g의 지방은 9칼로리(Kcal)인데 반해, 탄수화물과 단백질은 4칼로리에 불과하다. 바로 이런 이유에서 나는 지방이 풍부한 서구식 고지방 다이어트보다 고탄수화물 다이어트가 몸에 이롭다고 주장한다. 지방은 1g당 칼로리가 높기 때문에 고열량 식품으로 불린다. 이 말을 풀어보면 잠재적으로 에너지를 저축해주는 식품이거나 살찔 가능성이 높은 식품이라고 말할 수 있다.

잠깐 칼로리에 대해서 생각해보자. 칼로리는 무슨 신성한 독립체가 아니다. 연료화 할 수 있는 잠재적인 에너지의 측정단위일 뿐이다. 1칼로리는 잠재적인 하나의 에너지One Unit일 뿐이다. 일반적으로 성인들이 효율적으로 하루를 보내기 위해서는 1,800~2,500 정도의 칼로리가 필요하다. 벌목공이나 운동선수들은 물론 더 필요하겠지만, 주로 앉아서 일하는 사무직들은 비슷하리라고 본다.

지방이 잠재적으로 에너지를 많이 가지고 있다고 해서, 지방이 반드시 에너지를 많이 준다고 생각하면 오산이다. 사실 지방은 연료로 태워버리기보다는 몸에 축적하기가 더 쉽다. 우리 몸은 지방을 연료로 사용하기 전에, 탄수화물을 먼저 태워 연료로 사용하도록 설계되어 있다. 인간은 그렇게 700만년을 진화해왔다. 따라서 실제로 우리가 다이어트를 할 때 먹는 지방이 높은 에너지를 주는 식품일지라도, 우리 몸에서는 지방으로 쉽게 축적될 뿐이다.

살찌지 않는 지방은 없다

어떤 종류의 지방이든, 그것은 포화지방이거나 불포화지방(단일불포화지방 또는 복합불포화지방)에 속한다. 여기서 말하는 포화란 지방이 가득 찬(포화된) 상태를 뜻한다. 이 말은 화학적 구조가 모두 지방으로 연결되어 있다는 뜻이다.

지방분자는 탄소, 산소, 수소원자로 구성되어 있다. 각 분자에 수소원자가 더 많다는 것은, 더 포화된 지방이라는 뜻이다. 지방분자가 거실이라고 생각해보자. 포화지방은 가구들로 가득 찬 거실이라고 말할 수 있다. 너무 가구가 꽉 차서 더 이상 가구를 넣을 수 없는 상태다. 단일불포화지방은 의자 한두 개를 넣을 수 있는 상태이고, 복합불포화지방이란 소파나 의자 등 더 많은 가구를 넣을 수 있는 여유로운 상태를 말한다.

가구들로 가득 찬 거실처럼, 포화상태가 심한 지방일수록 평온에서 고체상태일 가능성이 높다. 막대상태의 버터가 바로 포화지방이다. 가장 포화된 지방은 동물에 많은데, 우리는 그것을 동물성 지방(돼지비계와 같은)이라고 부른다.

식물성지방은 보통 불포화지방(단일 또는 복합)이다. 이들은 탄소원자 사이에 붙은 수소원자가 훨씬 적다.(여기서 '단일'은 수소가 꽉 차지 않았다는 말이고, '복합'은 수소가 꽉 차 있다는 뜻이다.)

포화지방은 평상시 온도에서 고체인 경향이 있고, 불포화지방은 평상시 온도에서 주로 액체상태의 기름이다. 기름은 액체상태의 지방이란 뜻이다. 자연상태에서 지방이 전혀 없는 기름은 없고 각종 성분과 결합되어 있다. 식물성기름은 여러 공정을 거쳐서 원래 상태에서 뽑아낸다. 주로 열매나 씨앗을 갈아서 찌꺼기를 걸러내는 단순과정을 거친다. 코코넛기름, 팜유, 코코아버터가 여기에 속하는데 일반적으로 포화지방은 거의 없다.

옥수수기름이나 콩기름의 상표를 잘 살펴보면 수소와 결합된 경화유Hydrogenated라는 표현을 볼 수 있는데, 불포화지방 속에 수소원자를 채워 넣어서 만들었다는 뜻이다. 평온에서 고체상태가 되면 가짜버터, 마가린, 튀길 때 쓰는 쇼트닝기름 등을 만들어낼 수 있다.

포화지방은 모양도 압축되었지만 칼로리나 에너지도 압축되어 있다고 생각하면 된다. 불포화지방은 덜 압축되어 있지만 그 역시 지방이므로 칼로리는 똑같이 압축되어 있다.

지구상에서 가장 지방이 많은 식물은 아보카도, 호두, 올리브, 대두 등이다. 그러나 대부분의 식물은 지방이 매우 적고 동물성 식품은 지방이 아주 많은데 우리가 바로 그것들을 먹고 있는 것이다. 고기, 계란, 생선, 우유 등이 그것들이다. 그것들을 즐겨먹는다면 당연히 당신 허리둘레는 기름으로 차곡차곡 쌓일 것이다. 그것도 아주 쉽게 말이다.

지방은 너무 쉽게 몸에 쌓인다

우리 몸은 항상 섭취한 음식을 가장 효율적으로 사용하도록 설계되어 있다. 3장에서 언급했듯이, 몸이 신체활동을 위해 가장 좋아하는 연료는 탄수화물이다. 나는 단백질 예찬론자들에 맞서 40년을 넘게 싸워왔다. 물론 단백질은 세포를 만들거나 보수하는데 사용된다. 어느 누가 다이어트를 하더라도 탄수화물, 단백질, 지방으로 구성된 음식을 먹게 된다. 우리 몸은 탄수화물을 연료로 사용하기 때문에 그것을 가장 먼저 사용한다. 물론 지방도 연료로 사용하지만, 현대인은 거의 대부분 앉아서 생활하고 지나치게 지방섭취가 많기 때문에, 그 과도한 지방은 세포에 고스란히 저장된다. 음식섭취에서 지방의 우선적인 목적은 세포에 지방질을 축적하는 것이다. 그 지방이 피부 아래쪽에 쌓이면 피하지방, 내장 주위에 쌓이면 내장지방이 된다.

물론 지방은 나중에 에너지로 사용된다. 그러나 우리가 매일 섭취한 지방의 칼로리 중에서 겨우 4%만 세포나 호르몬 등을 만드는데 사용될 뿐이다. 3%는 지방조직으로 전환하는데 필요한 연료로 사용된다. 이제 93%가 남아 있다. 이 많은 지방이 어디로 갈 것인가 생각해보라. 그렇다. 몸에 쌓일 뿐이다. 더 이상 탄수화물을 섭취하지 못할 긴급한 때를 대비해서 에너지로 비축하는 것이다. 지방의 형태로 말이다.

이러한 일련의 과정은 아주 효율적으로 수행되기 때문에, 지방의 화학적 구조는 오랫동안 잘 유지된다. 만일 지금 당신 몸의 지방조직을 바늘만큼만 떼어내서 실험실에 분석을 의뢰한다면, 당신이 먹은 종류의 지방과 똑같다는 결과가 나올 것이다. 나는 수없는 실험을 통해 이 결과를 확인했다. 올리브 오일을 많이 먹었다면, 분석결과는 원래 올리브 오일과 똑같은 단일불포화지방일 것이다. 마가린과 쇼트닝기름을 먹었다면 복합불포화지방의 형태인 '트랜스지방'으로 결론날 것이다. 생선기름을 많이 먹었다면 오메가3 기름으로 당신의 지방조직에 채워질 것이다. 동물성 지방을 많이 먹는 식사를 한다면, 당신의 몸은 거의 포화지방으로 채워지게 된다.

미국인들은 동물성지방을 많이 섭취하기 때문에, 채식을 주로하고 동물성 지방을 덜 섭취하는 아시아인들에 비해, 포화지방수치가 높게 나타나고 불포화지방수치는 낮게 나타난다.

항생제와 각종 화학성분에 오염된 소나 돼지의 지방만 위험한 것이 아니다. 생선을 비롯한 바다고기 또한 매우 위험하다. 육지에서 흘려보낸 각종 농약과 오폐수에 오염되었기 때문이다. 특히 수은중독이 위험한데 BBC에서 방영된 북극 그린란드Greenland의 이누이트족Inuit의 이야기가 아직도 귀에 생생하다. 그들은 오랫동안 고래 고기를 먹어왔는데 이제는 먹기를 꺼려한다는 것이다. 특히 즐겨 먹어왔던 고래 고기의 바깥쪽 지방을 산모가 먹으면 모유를 먹는 아이에게 치명적인 위험을 초래하기 때문이라는 것이다. 인간을 비롯한 모든 동물들은 독소를 지방층에 저장한다. 독소가 혈관을 타고 들어오면 위험하기 때문이다. 지방층에 안전하게 저장한 후, 서서히 독소를 빼내는 인체의 자연해독 작업을 기다린다.

당신이 지금 지방을 먹으면 그 지방의 90%는 몸에 지방으로 저장된다. 지방 4,000칼로리만 섭취해도 500g의 지방이 만들어진다는 말이다. 지방이 많은 음식을 조금만 먹어도 복부나 엉덩이나 어깨에 지방이 쌓인다는 말이다. 아래와 같이 매일 먹으면 당신은 일주일 만에 500g의 지방을 몸속에 만들어 낼 수 있다.

- 1주 동안 하루에 체다치즈 80g을 샌드위치에 넣어서 2번만 먹거나
- 1주 동안 하루에 스파게티를 먹을 때 4~5스푼의 올리브 오일을 넣거나
- 1주 동안 하루에 샐러드에 블루치즈 드레싱을 3스푼만 넣거나
- 1주 동안 하루에 등심스테이크 230g을 먹거나
- 1주 동안 하루에 아이스크림 한통을 먹기만 하면 된다.

아래와 같이 매일 먹으면 당신은 한 달 만에 500g의 지방을 몸속에서 만들어 낼 수 있다.

- 한 달 동안 매일 아침에 베이컨 4조각을 먹거나
- 한 달 동안 매일 토스트를 먹을 때 마가린이나 버터를 4조각 넣거나
- 한 달 동안 매일 점심 샌드위치에 마요네즈 한 스푼을 발라 먹거나
- 한 달 동안 매일 땅콩버터 2스푼을 샌드위치에 발라 먹거나
- 한 달 동안 매일 계란프라이를 위해 식용유 한 스푼을 팬 위에 두르거나
- 한 달 동안 매일 디저트로 케이크 한 조각을 먹기만 하면 된다.

500g의 지방은 대략 4,000칼로리 정도다. 하루에 소비하는 칼로리를 초과한다. 12kg의 지방만 섭취하면 50일 정도 필요한 칼로리를 충당할 수 있다. 보통 체격의 일반인은 9kg~20kg 정도 지방조직을 가지고 있다. 지방의 크기는 근육, 뼈, 피부의 사이즈와 비슷하다. 그러나 지방조직은 크기를 1천배 가량 늘릴 수 있지만, 근육이나 뼈와 같은 비지방 조직은 2~3배 정도 늘릴 수 있을 뿐이다. 당신의 몸속에 가득 찬 지방은, 엄청난 위기상황이 오지 않으면 전혀 사용할 필요가 없는 잠재적인 에너지에 불과하다. 따라서 당신이 고지방 식품을 꾸준히 섭취한다면 아무리 운동을 해도 지방은 빠지지 않는다. 고지방음식을 고탄수화물 음식으로 바꾸지 않는다면, 지방을 없애는 것이 매우 힘들다는 결론을 낼 수 있다. 고도비만인 사람들이 무슨 음식을 어떻게 먹어서 그렇게 되었는지는 이처럼 너무도 쉽게

알 수 있다.

식물에 있는 지방으로도 충분하다

지방은 미래를 대비하기 위한 에너지이면서 비타민(A, D, E, K)을 순환시키고 장기를 보호하며 세포숫자를 유지하는 역할도 한다.

인간의 몸은 대부분의 지방을 스스로 합성할 수 있는 능력이 있다. 그러나 합성이 불가능한 지방은 생리학적인 과정을 거쳐야만 합성될 수 있다. 즉 음식을 먹어야만 합성이 가능하다는 말인데 우리는 이것을 '필수지방'이라고 부른다. 가장 중요한 필수지방은 리놀리산 Linoleic Acid이다. 리놀리산이 충분하지 않으면 피부건조현상 및 각종 증상이 나타난다.

필수지방산은 하루 섭취칼로리 중에서 0.55~2% 만으로도 충분하다. 성인에게서 필수지방 부족현상이 나타나는 것은 거의 불가능하다. 고기를 통해서 지방을 전혀 섭취하지 않더라도(자연상태의 모든 식물에는 지방이 있으므로 현실적으로 이것은 불가능하다) 우리 몸 안에 축적된 지방조직이 필수지방을 얼마든지 공급할 수 있다.

재미있는 현상은, 필수지방은 동물이 아닌 식물에서만 합성할 수 있다는 사실이다. 따라서 자연식물식 위주의 식생활은(지방이 아무리 적더라도) 인간의 몸에 충분하고도 남을 만한 지방을 공급한다는 사실을 반드시 알아야 한다. 이것은 매우 중요하다.

피하지방은 어떻게 빠지나?

많은 사람들은 피하지방(엉덩이나 허벅지나 복부에서 발견되는 울퉁불퉁한 지방)이 음식습관을 바꾸어도 없어지지 않는다고 믿는다. 피하지방은 보통 여성이나 비만남성의 복부에서 많이 발견된다. 피하지방은 그리 매력적으로 보이지 않는 것이 사실이다. 피부가 움푹 패인 딤플링Dimpling현상은 단백질섬유와 지방조직이 합쳐지면서 생긴다. 먼저 서로 연결하고 나중에 확장하면서 울퉁불퉁한 매트리스의 모습을 띠기도 한다. 피하지방을 해결하는 단 하나의 방법은 이 매트리스를 평평하게 펴는 것인데, 숨어있는 지방을 제거하면 피부에 긴장감이 생긴다. 살이 빠지면 피하지방도 점차 사라진다.(지방이 여성의 엉덩이와 피하지방에 잘 보존되는 이유는 7장에서 더 자세히 살펴보겠다)

과도한 단백질이 위험한 이유

1950년대부터 미국의 거의 모든 가정에 냉장고가 보급되었다. 이때부터 미국의 축산업이 더욱 활성화되었고 '냉장고에 고기와 햄과 소시지를 저장하세요'라는 광고가 등장하기 시작했다. 축산업자들은 미친 듯이 돈을 벌기 시작했고 음식에서 가장 중요한 것이 단백질이라고 부추기기 시작했다. 하염없이 착한 일반 미국인들은 철석같이 믿기 시작했다.

현대인들은 단백질 걱정을 너무 많이 한다. 새로운 다이어트를 시작할 때마다 사람들은 묻곤 한다. "단백질은 충분한가요?", "그렇게 채식만 하면 단백질은 어디서 보충하나요?" 나는 이런 질문을 40년 넘게 받아왔다. 이런 질문을 받을 때마다 나는 단백질은 식물식만으로도 너무 충분하다고 대답해왔다. 이것은 매우 중요한 문제다.

단백질의 소화는 위에서 시작된다. 산과 효소는 단백질을 잘게 부수어 아미노산으로 만든다. 몇몇 단백질은 즉각 근육이나 피부, 또는 호르몬이나 다른 조직을 만드는데 사용된다. 우리 대부분은 매일 아주 적은 단백질만을 사용한다. 자라나는 어린이나 보디빌더, 그리고 치료과정에 있는 환자는 예외로 둘 수 있다. 수많은 연구결과가 증명하듯이, 건강한 성인의 경우라도 하루 20g 이하의 단백질이면 충분하다.

미국인을 비롯한 서양인들의 경우 하루 평균 160g 이상의 단백질을 섭취한다. 무려 8배가 넘는 수치이다. 단백질은 에너지로도 사용되지 않고 탄수화물로 전환되지도 않기 때문에 다이어트에는 거의 무용지물이다. 무용지물이 아니라 위험하기 짝이 없다. 단백질은 당연히 지방으로 전환되지도 않는다. 미국인의 식사에서 초과된 140g은 갈 곳이 없어진다. 당장 없애버리는 것 이외에는 방법이 없다.

초과된 단백질은 간과 신장을 통해서 '제거'하는 과정을 거친다. 초과된 단백질은 간과 신장의 작동에 부담을 준다. 특히 신장은 평생 동안 기능이 악화된다. 신장은 그 조직이 손상되더라도 보존능력이 탁월하기 때문에 그리 큰 문제가 되지는 않는다. 보통 때 신장은 1/4

정도만 작동해서 유지한다. 그러나 사고나 당뇨, 죽상동맥경화증이나 감염으로 인해 신장조직이 손상되었을 경우에는 생명에 위협이 될 수 있다. 엄청나게 과도한 단백질을 섭취하는 서구인의 경우는 특히 그렇다.

초과된 단백질은 신장의 순환대사에 악영향을 준다. 초과된 단백질(특히 동물성 단백질)이 신장에서 제거되는 과정에서 엄청난 양의 미네랄이 손실된다. 가장 중요한 미네랄의 손실은 바로 뼈에 있는 칼슘이다. 과잉 단백질이 소화되고 배설하기 위해서는 엄청난 양의 칼슘이 필요하기 때문이다. 인체에서 칼슘은 혈액과 뼈조직에 많이 함유되어 있는데, 1순위인 혈액에서 칼슘을 빼앗으면 생명이 위험해지므로 차선책으로 2순위인 뼈에서 칼슘을 뽑아 쓰기 때문이다. 그 결과 골다골증이 발생하고 신장결석이 생긴다는 말이다. 이것은 아주 중요하다. 단백질을 많이 섭취할수록 몸에서 칼슘이 빠져나가기 때문이다. 그래서 단백질을 많이 섭취하는 미국, 캐나다, 핀란드는 세계에서 가장 골다공증이 많은 나라다. 단백질 때문에 생기는 피해는 거의 대부분 동물성 음식에서 온다. 고기, 생선, 계란, 우유 등이 바로 그 범인들이다.

극심한 질병이나 장기적인 기아상태처럼 위험한 상황이 닥치면, 그때서야 비로소 우리 몸은 몸속의 영양분을 연료로 사용하게 된다. 이처럼 절망적인 상황에서 우리 몸에 저장된 지방도 기꺼이 연료로 사용된다. 그러나 불행하게도 근육 및 다른 조직에 있는 단백질도 살기 위해 소비된다. 이것은 마치 추운 겨울을 견디기 위해서, 싸구려

가구 대신에 가장 비싼 떡갈나무로 만든 가구(근육에 있는 단백질)를 벽난로에 던져버리는 것과 같다.

탄수화물은 거의 지방으로 변하지 않는다

단백질이 지방으로 저장되지 않는다면 또 다른 질문이 생긴다. 그럼 탄수화물은 지방으로 저장되나요? 대답은 또 다시 '아니오'다. 이것은 매우 중요하다. 우리 몸은 항상 우리가 섭취한 음식의 성분을 효율적 수단으로 이용할 뿐이다. 탄수화물을 지방으로 전환하려면 신진대사적으로 엄청난 비용이 발생한다. 따라서 우리가 흡수한 거의 모든 탄수화물은 피부나 간을 통해서 열로 태워진다. 지방으로 전환되는 일은 거의 없다.

요즘 신문과 방송에서 탄수화물을 많이 먹으면 살이 찐다고 외친다. 그러나 거기에서 말하는 탄수화물은 라면, 빵, 과자 등 공장에서 만든 정제 탄수화물일 뿐이다. 정제탄수화물도 문제지만 거기에는 엄청난 양의 지방이 함유되어 있다. 탄수화물은 단지 운반체로만 쓰일 뿐이다. 당연히 그런 것들을 먹으면 살이 찔 수밖에 없다. 그것들을 탄수화물이라 부르는 가짜 전문가들이 너무도 많다. 모두가 정제 탄수화물과 지방과 나트륨과 합성화학물의 혼합물인 것이다. 그렇게 많은 지방을 먹고 어찌 살이 안 찔 수 있겠는가. 어찌 그것을 뭉뚱그려 탄수화물이라 부르는지 기가 찰 지경이다. 계속 강조하지만 그것들은 탄수화물이 아니다. 공장식 화학합성식품일 뿐이다.

일반적으로 미국인들은 하루 250g(1,000칼로리) 정도의 탄수화물을 소비한다. 대부분 하루의 에너지로 즉각 사용된다. 섭취한 탄수화물이 남을 경우에는, 글리코겐이라 불리는 긴 사슬모양의 연료 형태로 간과 신장과 근육에 저장된다.

탄수화물을 먹는다고 몸무게가 늘어나는 일은 거의 없다. 글리코겐 형태로 저장되는 탄수화물은 많아봐야 2,000~4,000칼로리로, 0.5~1kg에 불과하다. 몸무게와 거의 상관없다는 말이다. 간이나 근육에 보이지 않게 저장되는 탄수화물 때문에 외모가 바뀌지 않는다는 뜻이다.

자연식물식을 하게 되면 85% 정도의 칼로리가 탄수화물에서 나온다. 아주 활동적인 남자가 이 정도의 탄수화물을 지방으로 전환시키려면 5,000칼로리를 소비해야 한다. 무슨 말인가 하면 쌀밥 25공기, 큰 감자 35개를 먹어야만 만들어 낼 수 있는 지방이란 뜻이다. 며칠 동안이라도 그렇게 먹을 수 있는 대식가는 아마도 없을 것이다.

이것만은 확실하게 해두자. 탄수화물(과일, 채소, 현미, 고구마에서 나오는)은 체중을 불리지 않는다. 지방을 먹으면 몸에 그대로 지방으로 쌓인다. 지방을 피해서 먹는 것만이, 지금 쪄 있는 살을 빨리 태워 없애는 지름길임이 분명해졌다.

몬타나Montana에서 온 49세의 존John과 44세의 로버타Roberta 부부는 우리 프로그램에 들어와서 무려 23kg 정도를 각각 줄였다. 지방과 칼로리를 생각하거나 배고픔을 참지도 않고 이뤄낸 결과이다.

"워싱턴에 사는 언니가, 선생님이 TV에 나온 걸 보고서 책을 읽은 다음 저한테 연락을 했어요. 저도 책을 사서 읽고 나서 둘이 모두 자연식물식을 시작했지요. 남편인 존은 콜레스테롤 수치가 100까지 떨어졌습니다. 저는 아주 심한 감기에 자주 걸렸었는데, 선생님의 방식대로 음식을 먹으면서 완전히 없어졌어요. 오히려 에너지가 넘치죠."

로버타의 가족 11명이 우리 프로그램에 참여했는데 모두 합쳐서 무려 113kg 정도의 지방을 몸에서 떼어냈다.

캘리포니아에서 온 칼^{Cal}은 48세인데 무려 27kg을 감량했다. 프로그램을 실천한 이후로 몸이 너무 달라졌다고 다음과 같이 말했다.

"사업동료인 친구와 심장병의사께서 모두 추천해주셨어요. 시작할 때만 해도 126kg이었는데 지금은 99kg으로 줄었어요. 4달 만에 생긴 변화죠. 전혀 배고프지 않아요. 5~10kg 정도 더 줄이고 싶어요. 이런 방식으로 먹는다면 당연히 줄겠죠. 콜레스테롤도 267에서 173으로 떨어졌구요. 당뇨도 없어졌어요. 혈압약은 진작에 치워버렸구요."

존, 로버타, 칼, 그리고 다른 사람들 모두 식사를 바꾸어서 지방을 없애는 것이 살을 빼는 가장 빠른 방법임을 증명해준다. 화색이 도는 건강한 얼굴과 탄력이 있는 몸매를 만드는 지름길임은 물론이다.

**The MacDougall
Program
for
Maximum Weight Loss**

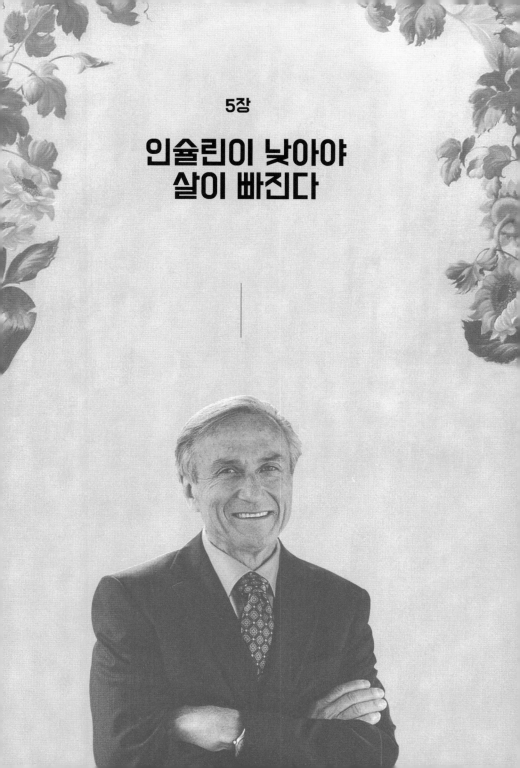

5장

인슐린이 낮아야
살이 빠진다

탄수화물의 소화는 입에서 시작한다. 침에는 탄수화물 분해효소인 아밀라아제Amylase 중

의 하나인 프티알린Ptyalin이 가득 들어 있다. 왜 우리의 침에는 지방 분해효소인 라파아제

Lipase가 없을까? 왜 우리의 침에는 단백질 분해효소인 프로테아제Protease가 없을까? 당

신은 생각해본 적이 있는가? 그렇다. 우리 인간은 탄수화물을 먹는 동물이기 때문이다.

무엇을 먹든지 우리는 한 가지 문제에 직면한다. 바로 '배고픔'이다. 살을 빼든 건강을 개선하든 우리는 모두 이 문제에 맞닥뜨리게 된다. '어떻게 하면 배고프지 않게 살을 뺄 수 있나요?' 많은 사람들이 내게 묻는 질문이다. 살을 빼거나 건강을 회복하는데 '배부름'은 죄악이라고 교육받아왔다. 그러나 자연식물식을 일주일만 실천해보면 이것이 너무나 쉬운 일임을 깨닫게 될 것이다. 잠깐만 시간을 내서 내 말을 들어보면 이것이 왜 가능한지 알게 될 것이다. 이번 장에서는 포만감이 어떻게 생기는지 알아보자.

오래 씹어야 포만감이 온다

당신도 알다시피 음식의 만족감은 맛에서 시작된다. 그러나 음식이 맛있다는 것은 심리적인 문제만이 아니다. 과학자가 실험을 위해 호스로 당신의 위장에 음식을 집어넣는다면 포만감은 빨리 찾아오지 않는다. 포만감이 빨리 올수록 빨리 숟가락을 놓게 되기 때문에 호스로 집어넣은 음식은 포만감이 늦어질 것이고 당신은 계속 먹게 될 것이다. 체중감량의 관점에서 본다면 문제가 있다. 따라서 음식을 먹을 때, 심리적인 만족감과 생리적인 만족감 모두 중요한 것이다.

이를 위해서 우리는 음식을 천천히 그리고 완벽하게 씹어야 한다. 탄수화물의 소화는 입에서 시작한다. 침에는 탄수화물 분해효소인 아밀라아제Amylase 중의 하나인 프티알린Ptyalin이 가득 들어 있다. 왜 우리의 침에는 지방 분해효소인 라파아제Lipase가 없을까? 왜 우리의 침에는 단백질 분해효소인 프로테아제Protease가 없을까? 당신은 생각해본 적이 있는가? 그렇다. 우리 인간은 탄수화물을 먹는 동물이기 때문이다.

탄수화물 분해효소는 말 그대로 탄수화물을 완벽하게 분해해준다. 입에서 완벽하게 씹어서 분해하기만 하면 달리기를 할 수 있을 정도로 소화를 도와준다. 입에서 오래 씹어 잘게 부술수록 음식은 더 달콤해진다. 침은 음식을 녹여서 미각기관이 더 감지할 수 있도록 만든다. 침과 프티알린은 음식을 더 맛있게 만드는데, 적은 음식으로도 만족감을 느끼게 하는 역할을 한다. 같은 양의 음식이라도 어떻게 씹느냐에 따라 만족감과 포만감의 정도가 달라진다. 같은 양이라도 오래 씹으면 덜 씹는 것보다 훨씬 더 포만감이 온다. 당신이 직접 실험해도 좋다. 하루나 이틀 동안 음식을 보통 때처럼 먹은 다음, 똑같은 음식을 50번 이상 씹어서 다시 먹어보자. 전보다 훨씬 더 배가 부르다는 것을 느끼게 될 것이다. 전에 먹었던 것보다 덜 먹었는데도 벌써 포만감이 왔다는 것을 알게 될 것이다. 오래 씹을수록 적은 양으로 포만감이 생길뿐 아니라 음식의 맛과 향을 더 느끼게 된다. 음식을 오래 씹는 것은 살을 빼는데 매우 중요한 포인트다.

그런데 여기서 더 중요한 포인트가 있다. 당신은 죽 한 그릇을 30분 동안 천천히 씹어 먹을 수 있는가? 당신은 베트남국수 한 그릇이나 파이 다섯 조각을 천천히 씹어서 30분 동안 먹을 수 있는가? 인간은 그렇게 설계되지 않았다. 우리는 보통 5~10분이면 꿀꺽 삼켜버리게 된다. 그러나 당신은 야채샐러드나 현미밥이나 찐 옥수수를 꿀꺽 삼킬 수는 없을 것이다. 이처럼 밭에서 가져온 거친 음식들은 오래 씹을 수밖에 없다. 요리해서 목구멍으로 설설 넘어가는 공장음식이 아니라 자연 그대로의 거친 음식이 정답이라는 말이다.

위를 가득 채워도 좋다

맛을 본 다음에는, 포만감이 들 때까지 맘껏 먹고 싶어진다. 살을 뺀다고 해서 매일 배가 고픈 상태로 지내기 원하는 사람은 없다. 음식에 대한 만족감 중에서 포만감은 매우 중요한 역할을 한다. 위가 가득 차게 되면 먹고 싶다는 욕구가 감소되기 때문이다.

위가 가득 차서 장기가 팽창하면 음식이 가득 찼다는 메시지를 뇌에 보낸다. 음식을 충분히 먹게 되면 위는 당신에게 '배부름'이란 메시지를 보내서 뇌가 '더 이상의 음식을 거부'하도록 만든다.

그러나 당신도 아시다시피 우리의 위에는 너무도 많은 종류의 음식들로 가득 채워진다. 햄버거 같은 고지방음식부터 통곡물이나 감자 같은 복합탄수화물까지 다양하다. 서로 다른 음식은 종류에 따라 체중증가에 다른 영향을 미친다. 각각의 음식은 매우 다양한 칼로리를 가지고 있기 때문이다.

식이섬유가 많을수록 칼로리가 적다

대부분의 음식은 5가지 서로 다른 성분의 조합으로 이루어져 있는데, 지방, 단백질, 탄수화물, 식이섬유, 수분 등이 그것이다. 물론 그 외에 비타민과 미네랄 등 다른 성분도 조금씩 함유되어 있다. 동물성 음식에는 콜레스테롤이 다량 함유되어 있다. 당신이 선택한 음식에 들어 있는 지방, 단백질, 탄수화물, 식이섬유, 수분 등이 얼마나 많은 칼로리를 만들어내는지 결정해준다.

물론 어떤 음식은 다른 음식보다 칼로리가 훨씬 높다. 5가지 음식성분에 들어있는 1g당 칼로리는 우측 상단의 표와 같다.

이 숫자들은 특별한 음식을 만났을 때 더 확연히 드러난다. 1리터 정도의 위에 1kg 정도의 음식이 들어갔을 때를 생각해보자. 그 때의 칼로리는 우측 하단의 표와 같다.

주요 음식성분 5가지 중에서 3가지(단백질, 탄수화물, 지방)는 칼로

	1g당 칼로리(Kcal)
지방	9
단백질	4
탄수화물	4
식이섬유	0
수분	0

음식	1kg당 칼로리(Kcal)
소고기	2,920
브로콜리	273
양배추	385
체다치즈	4,028
옥수수	1,085
오렌지	464
호박	336
감자	860
쌀	1,190

리가 있다. 수분은 칼로리가 없지만 몸에 반드시 필요하다. 식이섬유
는 몸에 흡수되지 않기 때문에 칼로리가 없다. 그러나 식이섬유는 음
식을 먹을 때 포만감을 줄뿐 아니라, 소화기관을 통과하면서 소화와
배변을 돕는데 필수적이다.

　수분과 식이섬유는 칼로리가 없다. 이것들이 많은 음식일수록 칼
로리가 적다는 뜻이고 이것들이 적을수록 칼로리가 높다는 뜻도 된

다. 과일과 채소와 녹말음식에는 식이섬유와 수분이 가득 들어 있다.

식이섬유는 쓰레기 청소부다

식이섬유는 오직 식물성 음식에서만 발견된다는 점을 알아야 한
다. 고기, 계란, 생선, 우유에는 식이섬유가 전혀 없다는 말이다. 식이
섬유는 매우 중요한 성분이다. 식이섬유는 소화기관을 통과하면서
암을 유발하는 물질을 제거해준다. 식이섬유는 지방과 콜레스테롤을
흡착해서 대변으로 배설하는 매우 중요한 역할도 수행한다. 칼로리
흡수를 낮추어주고 복부비만을 일으키는 지방을 당신의 몸 밖으로
배설해준다. 또한 장의 활동을 촉진시켜, 소화되고 남은 음식물쓰레
기와 불필요한 칼로리의 제거를 돕는다.

뿐만 아니라 식이섬유는 수분과 잘 결합해서 위와 장에 있는 음식
의 양을 증가시키는 역할을 한다. 자연히 포만감이 일찍 오게 되므로
과도한 칼로리의 섭취를 막는다. 또한 소화를 지연시키는 역할을 함
으로써, 포만감이 오래 지속되도록 하는 중요한 역할도 한다.

많은 연구결과에 의하면 식이섬유가 많은 식품은 식사시간을 길게
해주고 포만감을 증대시켜주며 에너지 사용능력을 증가시켜준다. 식
이섬유는 주로 에너지를 오래 지속시켜주는 복합탄수화물에 많은데
바로 과일, 채소, 통곡물에 듬뿍 들어있다. 식이섬유가 많은 식품은
또한 인슐린의 효율성과 민감성을 증가시켜, 당이 세포에 쉽게 침투
되도록 도와준다. 인슐린이 더 효율적으로 만들어지면 포도당을 세

포에 들어가게 인도하는 인슐린은 덜 필요해진다. 연비가 좋은 차에 고급 휘발유를 넣으면 적게 넣어도 멀리 갈 수 있는 이치다. 모두가 아는 것처럼 인슐린 수치가 항상 낮고 일정하게 유지되는 것은 체중 감량에 있어서 매우 중요하다.

체중감량에 있어서 인슐린의 역할

인슐린은 췌장에서 생성되는 호르몬이다. 인슐린은 혈액 속에 연료의 양을 일정하게 조절해주는 역할을 한다. 주로 글루코스 Glucose(인체의 주요 연료인 혈당)를 혈액에서 세포에 침투시켜주는 일을 돕는다.

음식을 먹으면 췌장은 인슐린을 더 생산한다. 보통 식사 전에 존재하는 인슐린에 비교하면 5~7배 정도가 된다. 혈액에 인슐린을 많이 가지고 있다는 것은 몸속에 혈당이 증가한다는 뜻이다. 그래서 우리가 과일 한 개를 먹거나 설탕을 약간만 먹어도, 짧은 시간에 힘이 나는 것이다. 그러나 이때 에너지를 빨리 소비하게 되면 혈당 또한 급상승한 후 빨리 낮아진다. 공급이 멈추면 우리 몸은 뇌에 더 많은 연료가 필요하다는 신호를 보낸다. 즉, 식욕을 자극해서 더 먹게 만드는 것이다. 인슐린수치가 올라갈수록 에너지는 더 많이 소비되고 식욕은 더 빨리 증가한다.

이런 방식으로, 인슐린이 많아지면 식욕도 증가하고 음식을 더 많이 먹게 된다. 인슐린은 식욕을 자극하는 중요한 포인트다. 따라서 식욕을 조절해서 살을 빼려면 인슐린을 낮게 유지하는 것이 핵심 포인트라는 점을 명심해야 한다.

인슐린이 줄면 지방도 줄어든다

인슐린은 식욕을 자극하고 혈당을 낮출 뿐만 아니라, 지방의 소비를 조절한다. 단식을 하게 되면 인슐린수치가 떨어지는데, 지방은 미래의 에너지로 사용될 지방조직에 저장되는 일을 보류한다. 지방을 분해하는 작용이 시작된다는 말이다. 그러나 당신이 무엇을 먹게 되면, 인슐린은 일제히 지방생성과 지방저장을 증가(지방합성작용)시키는 일을 시작한다. 당연히 지방이 용해되거나 지방조직에서 빠져나가지 못하도록 하는 역할도 한다.

간단히 말하면 인슐린은 다음과 같은 일을 통해서 비만의 원인이 되는 것이다.

- 식욕을 증가시킨다.
- 지방의 저장을 증가시킨다.
- 지방의 방출을 금지시킨다.

무엇이 인슐린을 증가시키나?

일반적으로 고탄수화물, 고식이섬유, 저지방식품은 인슐린의 역할을 효율적으로 만들어서, 몸에 필요한 인슐린의 양을 줄여준다. 당연히 췌장은 인슐린을 많이 생산할 필요가 없다. 한편 고지방식품은 인슐린의 생성을 엄청나게 늘린다. 흰 빵이나 스파게티, 설탕, 흰 쌀밥 등과 같은 정제식품도 혈류량을 갑자기 증가시켜 빠른 시간에 대량으로 인슐린을 생산하도록 한다.

정제식품이 인슐린을 증가시키는 가장 큰 원인은 식이섬유가 없기 때문이다. 이점은 아주 중요하다. 이미 말했듯이 식이섬유는 인슐린의 증가를 억제하고, 적은 양으로도 충분히 몸에서 작용할 수 있도록 효율성을 배가시키는 성분이다.

인슐린과 체중증가의 관계는 당뇨병환자를 보면 확연히 드러난다. 당뇨병환자는 일반적으로 비만인 경우가 많다. 당뇨병환자들은 대부분 췌장에서 인슐린을 더 많이 생산하게 하는 약을 먹는다. 결과적으로 비만이 될 수밖에 없고 '살을 빼야 한다'는 평생의 짐을 지고 살게 된다. 인슐린을 증가시켜서 살을 더 찌우게 만드는 요인은 다음과 같다.

- 비만
- 고지방식품
- 설탕
- 정제식품
- 불규칙한 식사
- 육체활동 없는 생활

- 당뇨약(경구 혈당강하제)
- 인슐린 주사

당뇨와 인슐린은 악순환 관계다

살찐 사람들의 혈중 인슐린수치가 높다는 것은 잘 알려진 사실이다. 살찐 사람들은 거의 모두가 악순환 속에서 살고 있다. 인슐린수치가 높아서 배고픔을 더 느끼고, 더 많이 먹게 되고, 더 살이 찌게 되고, 그래서 더 인슐린수치가 높아지고, 지방이 쉽게 저장되고, 살이 더 찌는 악순환 속에 살게 된다.

반대로 되어야 하는 것이 정상이다. 살이 빠지고, 인슐린수치가 낮아지고, 식욕이 감퇴되고, 살이 점점 빠지는 것 말이다. 나는 자연식물식이 이 같은 악순환의 고리를 가장 효과적으로 끊어줄 것이라고 장담한다.

인슐린을 낮게 유지하라

복합탄수화물 음식들은 대부분 식이섬유가 많고 지방이 적을 뿐아니라, 장을 매우 천천히 통과한다. 식이섬유는 탄수화물을 혈액 속에 매우 천천히 침투시킨다. 이런 방식으로 당이 들어와도 인슐린의 양을 낮게 유지시킨다. 또한 적당한 육체활동은 혈당을 빨리 소비시켜서 인슐린의 요구량을 낮춰준다.

당뇨병환자들은 당을 일정하게 유지하기 위해 인슐린을 사용한다. 그러나 많은 양의 인슐린은 피해야 한다. 인슐린이 많을수록 식욕이 생기고 지방축적이 잘 되기 때문이다. 당뇨약은 건강에도 나쁘지만 살을 찌게 한다. 나는 단 한 번도 내 환자들에게 이런 약을 권해본 적이 없다. 당뇨병에 대한 올바른 처방은, 혈당을 조절하고 심장병이나 암과 같은 질병을 예방하기 위해 체중을 감량하는 일이다. 따라서 더 살을 찌게하고 당뇨병을 악화시키는 약을 준다는 것은, 마약중독자에게 마약을 주는 것과 무엇이 다르단 말인가.

체중감소가 모든 것을 증명한다

나는 이 책에서 많은 과학적인 정보를 제공하고 있다. 당신이 현명하다면 매우 효과적인 정보가 될 것이다. 그러나 이것 하나만은 잊지 말기 바란다. '몸이 어떻게 변하느냐'가 모든 것을 증명한다. 보는 것이 믿는 것이다. 어떤 의사가 방송에 나와서 건강상식을 얘기하는데 그 의사가 뚱뚱하거나 혈색이 나쁘다면 어찌 그 의사의 말을 믿겠는가? 나에게는 너무나 많은 지원군이 있다. 우선 내가 그 증거다. 고기와 햄버거를 입에 달고 살았던 나는 엄청난 체중의 소유자였다. 18살에 중풍에 걸렸다. 그리고 음식을 바꾸어 체중을 30kg이나 줄였고 질병을 치료했다. 그것은 의대에서 아무도 내게 가르쳐준 적이 없던 것들이다. 나의 경험을 사람들에게 알렸으며 나의 충고에 따라 음식을 바꾼 수많은 사람들이 체중을 줄였고 질병을 치료했다. 나의 방식을 따라 음식을 먹는다면 몸에 엄청난 변화를 줄 것이라고 장담한다.

나를 찾아온 조지George에게 물어봐도 좋다. 캘리포니아에서 온 엄청난 체구의 조지는 52세였는데 무려 40kg을 뺐다. 조지는 그의 치과 의사(내 책을 읽은)가 나를 소개했다고 말했다. 우리 자연식물식 프로그램에 참여하면서 6개월 만에 허리사이즈를 60인치에서 52인치로 줄였고, 몸무게를 175kg에서 135kg까지 뺐다. "죽었다가 살아난 기분이에요. 프로작Prozac이나 로모틸Lomotil도 더 이상 먹지 않아요. 나는 옛날과 똑같이 하루 세끼를 먹지만 에너지가 넘칩니다. 일주일에 3~4번 가볍게 걸을 뿐이지만 살은 계속 빠지고 있어요." 조지는 운동프로그램에는 조금 게으른 편이지만 지금도 꾸준히 살이 빠지고 있다.

그는 수 없이 많은 다이어트를 시도했었다. "저는 심지어 임산부의 소변도 처방받은 적이 있어요. 18kg을 뺐지만 다시 27kg이 불었죠. 오프라 윈프리가 투자했던 Weight Watchers라는 다이어트도 해봤는데 45kg 빠졌다가 54kg이 다시 쪘죠. 최면다이어트Hypnosis, 침술요법Acupuncture까지 안 해본 것이 없습니다. 심지어 심장병이 생겨서 병원에 입원했는데 54kg 빠졌다가 67kg이나 다시 쪘죠. 유동식 다이어트Liquid Diet를 해서 22kg 빠졌다가 31kg 더 찐 경우도 있었구요."

그가 말한 다른 다이어트와는 달리 자연식물식은 조지를 완전히 변화시켰다. "벌써 10명이 넘는 친구에게 자연식물식을 소개시켜주었어요. 이렇게 오랫동안 계속해서 건강한 상태로 살이 빠지는 내 모습을 보고 굴복하지 않을 사람이 있겠어요?"

48세의 졸레나Jollena는 자연식물식을 경험하면서 외모도 젊어지고 피부가 아이처럼 깨끗해졌다며 이렇게 말했다.

"밴쿠버에서 맥두걸 박사님의 강의에 참가했던 제 친구가, 저와 제 남편에게 자연식물식을 추천했어요. 우리는 박사님의 책을 읽고 나서 이 프로그램에 참가하기로 결정했죠. 저는 현재 17kg이 빠졌지만 전혀 배가 고프지 않아요. 오히려 전보다 더 많이 먹는 것 같아요. 전에는 아침을 안 먹었는데 지금은 점심식사 때보다 더 많이 먹어요. 물론 모두 자연식물식이죠. 친구들이 10년 정도 젊어졌다고 해요. 피부도 깨끗해졌고 땀구멍도 작아졌습니다. 다리근육도 탄탄해졌구요. 어깨와 배에 붙어 있던 피하지방도 거의 사라졌죠. 뚱뚱해서 불편했던 모든 것에서부터 자유를 찾았어요. 허리를 굽힐 수도 있고 자유롭게 앉거나 일어설 수 있다니 내가 더 놀라워요. 오랫동안 괴롭혔던 어깨통증도 사라졌습니다." 그녀는 지금도 우리 프로그램에 계속해서 참여하고 있다.

이것은 몇kg 뺐다가 다시 살이 찌는 시중의 일회적인 프로그램이 아니다. 평생 날씬한 몸매와 청명한 피부로 살게 해주는 지속가능한 프로그램이다. 아니다. 이것은 프로그램이 아니다. 몸을 변화시켜 영혼을 고양시키는 라이프 스타일이자 정신혁명이라고 나는 감히 단언한다.

The MacDougall
Program
for
Maximum Weight Loss

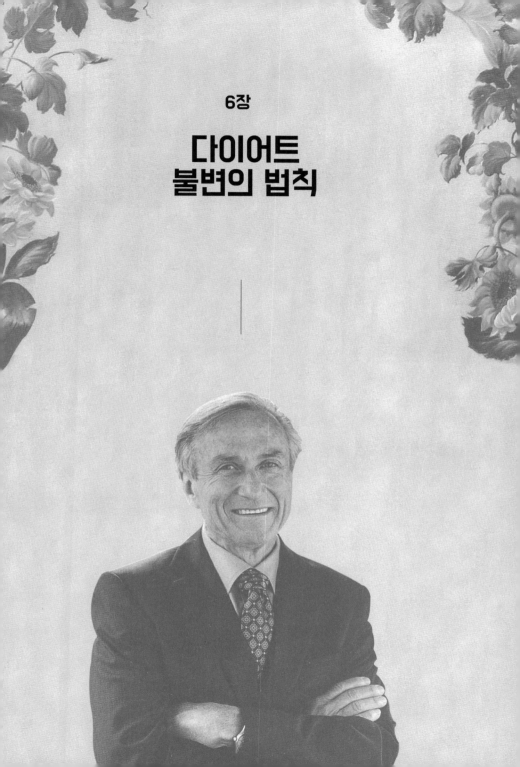

6장

다이어트
불변의 법칙

당신이 자연식물식을 하게 되면 미네랄부족, 칼슘이나 철분부족 등은 결코 발생하지 않는다. 따라서 영양제를 먹는 것은 현명한 방법이 아니다. 과도한 단백질이 칼슘과 결합해서 배설되듯이, 칼슘은 철분과 결합해서 배설이 되므로, 칼슘제를 계속 먹는다는 것은 몸속의 철분을 빼앗아 가는 결과만 초래할 뿐이다.

자연식물식은 살을 더 빨리 더 쉽게 빼고, 그것을 평생 유지하기 위해 존재한다. 나의 맥두걸 프로그램은 '식이요법'과 '운동요법' 두 가지로 나뉜다. 최고의 결과를 위해서 이 두 가지를 모두 병행하기 바란다. 물론 식이요법으로도 한 달에 3~8kg 정도는 가볍게 빠진다. 이를 위해서는 2가지 조건이 있다. 먼저 최소한 13kg 이상 뺄 것을 목표로 삼길 바란다. 음식습관을 바꾸는 것만으로도 당신이 원하는 목표체중에 충분히 도달할 수 있다. 두 번째로 거짓 없이 실천해야 한다는 것이다. 대충해서는 안 된다는 것이다. 적당히 고지방식품, 빵이나 과자 같은 정제탄수화물 식품을 먹어서는 안 된다. 먼저 언급했듯이 그렇게 하면 다시 살이 붙게 되기 때문이다. 적어도 시작단계에서는 그렇다는 말이다. 나중에 일반인처럼 날씬해졌을 때는 간혹 그런 것을 먹어도 상관없다. 당신은 다시 원래 그 방식대로 돌아올 것이기 때문이다.

자연식물식을 그대로 따라주기만 하면, 아무 노력 없이 살은 저절로 빠질 것이다. 다이어트가 혼자서 굴러간다는 뜻이다. 그러나 만일 목표치에서 4~10kg 정도가 안 빠진다면 '신속감량법'Rapid-Weight-lose을 실천하기 바란다. 과일과 채소를 더 많이 먹고 녹말음식의 양을 더 줄이기만 하면 된다.

평생 살 안찌고 사는 10대 원칙

자연식물식은 기존의 다이어트에 비하면 아주 새로운 방법이다. 그러나 그것은 인류가 원래 먹던 때로 되돌아가자는 운동이기도 하다. 식단은 과일과 채소와 녹말음식으로 구성된다. 주 메뉴는 아래와 같다.

- 각종 형형색색의 과일
- 황색과 청색 채소(당근이나 양상추나 케일 등은 추가로 살을 빼는 데 중요함)
- 현미, 통보리, 수수, 귀리와 같은 통곡물
- 감자, 고구마, 얌과 같은 뿌리식물
- 도토리, 호두, 애호박, 호박과 같은 스쿼시류
- 콩류(대두, 완두콩, 렌틸콩 등)

위 음식들은 과학적으로 이미 증명되었을 뿐 아니라, 시각적으로

나 영양학적으로도 인간에게 가장 적합한 식품이다. 모두가 고탄수화물이고 저지방식품임은 말할 것도 없다. 자연식물식은 아주 단순해서 따라 하기가 아주 쉽다. 가이드라인에 따르기만 하면, 어떤 음식을 먹든 얼마나 먹든 상관이 없다. 칼로리를 계산하는 따위의 어리석은 일은 여기에 없다.

첫째, 모든 동물성 식품을 없애라

고기, 생선, 계란, 우유, 유제품, 그리고 각종 동물성 기름 및 식물성 기름을 치워라. 위에서 언급했듯이 이 음식들은 모두 고지방 식품이다. 거의 대부분 탄수화물이 없다. 우유에 락토즈(젖당)Lactose라는 탄수화물이 약간 있지만 인간은 이것을 소화할 수 없다. 또한 우유에 든 단백질은 뼈의 손상을 가져와 골다공증을 일으키고 아토피와 같은 각종 알레르기의 원인이 된다. 동물성 단백질은 배설할 때 칼슘과 결합해서 배설되기 때문에 칼슘결핍을 가져온다. 동물성 식품에는 포만감을 주는 식이섬유가 전혀 없다. 혈당과 인슐린을 조절하고 장의 기능을 활성화시키는 식이섬유가 전혀, 그러니까 0.0001%도 없다는 점을 다시 한 번 강조하고 싶다.

동물성 식품에는 또한 콜레스테롤이 지나치게 많고, 몸에 필수적인 비타민과 미네랄이 심각할 정도로 부족하다. 단백질 또한 위험할 정도로 많아서 신장에 엄청난 부담을 준다. 그 결과로 발생하는 것이 바로 신장결석과 관절염 등이다.

둘째, 모든 종류의 기름을 없애라

반드시 기억해주길 바란다. 기름은 모두 액체상태의 지방이다. 기름 1g에 9칼로리가 있다. 지방은 몸의 혈관과 세포조직을 막아서 순환을 방해하고 체중을 늘린다. 심각한 질병의 원인이 되는 것은 너무도 당연하다. 암, 심장병, 당뇨병, 담낭결석 등 질병의 숫자를 헤아리는 것이 무의미할 정도로 많다.

계속해서 강조하지만 인간은 열매나 곡물에 함유되어 있는 지방을 통째로 먹으면서 700만년 진화해왔다. 공장에서 짜낸 정제기름을 먹으면서 진화해오지 않았다는 말이다. 기름이 덕지덕지 묻은 그릇을 설거지해보시라. 아무리 뜨거운 물로도 씻겨나가지 않는다. 반드시 유독성 화학세제를 써야 한다. 이와 똑같은 일이 당신의 뱃속에서 일어난다는 점을 깨닫기 바란다.

셋째, 모든 고지방 식품을 없애라

고지방 식물성식품에는 각종 견과류(호두, 땅콩버터, 각종 씨앗류 등)와 아보카도, 올리브, 코코넛, 콩가루로 만든 식품 등이 있다. 이들은 비록 식물성이라 하더라도 지방이 많다. 당연히 지방조직에 저절로 쌓인다. 포만감을 주는 탄수화물이 다른 식물성 식품보다 의외로 적다. 동물성 식품이 아니기 때문에 '건강식품'이라고 알려져 있다. 방송에 나와 수많은 자칭 전문가들이 몸에 좋으니 많이 먹으라고 외치고 있다. 물론 보통 체중의 일반인이야 큰 문제가 없겠지만, 이 프로그램을 시작하는 당신에게는 안 된다. 얼굴과 머리에 기름기가 많은

'뚱뚱한 채식주의자'들을 보면 반드시 이런 음식을 비롯해서 빵과 과자를 열심히 먹고 있음을 발견하게 된다. 지방을 먹으면 몸에 고스란히 지방으로 쌓인다.

넷째, 모든 밀가루 식품을 없애라

곡물은 통곡물이 정답이다. 모든 종류의 빵, 쌀로 만든 떡, 베이글, 파스타, 프레첼, 크래커 등을 없애라. 덜 가공할수록 덜 정제할수록 체중감량에 좋은 식품이다. 통곡물을 갈아서 가루로 만들면 음식에 두 가지 변화가 생긴다. 첫째로 곡물의 속살이 위와 장에 쉽게 노출되어 많은 영양분이 흡수된다. 이 때문에 혈관에 흡수되는 탄수화물의 양을 급격하게 늘린다. 당연히 인슐린과 혈당이 올라갈 수밖에 없다. 밀가루처럼 가루로 만든 음식은 칼로리 흡수를 증가시키고 인슐린과 혈당을 무려 3~4배까지 증가시킨다. 둘째로 곡물을 갈아버리면 식이섬유가 파괴된다는 사실이다. 소화흡수를 느리게 하고, 인슐린을 낮추며, 혈당을 조절하고, 포만감을 주고, 배설을 촉진시켜 변비를 치료하는, 바로 그 식이섬유가 파괴된다는 뜻이다.

다섯째, 통곡물과 감자를 먹어라

모든 통곡물(현미, 통보리, 조, 수수, 귀리)과 감자(고구마, 얌도 포함)는 녹말식품 중 가장 중요한 음식이다. 탄수화물과 식이섬유가 아주 많아서 포만감을 주고 소화흡수를 천천히 해주며, 췌장의 인슐린 생성을 감소시켜준다.

여섯째, 각종 콩을 섭취하라

대두, 완두콩, 렌틸콩 등은 단백질 피막으로 둘러싸여 있으며, 식이섬유와 탄수화물을 잘 녹이는 성분을 함유하고 있다. 이런 성분은 소화가 잘 되게 하고 혈관에 천천히 흡수하게 하는 역할을 한다. 콩에 들어 있는 탄수화물은 소장의 끝부분에 있는 회장Ileum에서 소화되는데, 이 회장은 주로 음식이 위에서 천천히 소화되도록 신호를 주는 역할을 한다. 그래서 이런 종류의 콩을 먹으면 포만감을 빨리 느끼게 된다. 다음 식사 때까지 4~5시간 정도는 전혀 허기를 느끼지 못하게 하는 역할을 한다.

이렇게 포만감을 주고 천천히 소화시키는 성분 때문에 혈중 인슐린 수치를 항상 낮게 유지시켜준다. 수동믹서기로 갈아 먹거나 절구로 으깨서 먹어도 좋은 효과를 볼 수 있다. 고속으로 돌아가는 전기믹서기를 사용하면 높은 열로 인해 콩에 있는 각종 미네랄 성분이 날아가기 때문이다.

일곱째, 녹황색 채소를 식단의 1/3 이상 채워라

다른 녹말음식과 비교해서, 초록색과 노란색 채소는 칼로리가 1/4밖에 되지 않는다. 식단에서 칼로리를 낮추고 싶다면 다른 식품 대신에 녹황색 채소로 바꾸길 바란다. 그렇다고 해서 맛도 없는데 억지로 먹으라는 말은 아니다. 가능하면 이런 색깔 중에서 당신 입맛에 좋은 것을 선택하길 바란다.

■ 탄수화물이 많은 곡물

곡물	칼로리(100g당)
대두	130
옥수수	110
렌틸콩	120
감자	80
현미	110
고구마	100
겨울호박	40

■ 탄수화물이 많은 녹황색 채소

채소	칼로리(100g당)
아스파라거스	30
브로콜리	30
양배추	30
양상추	20
버섯	30
양파	30
토마토	20

여덟째, 요리하지 말고 신선한 것 그대로 먹어라

요리를 하면, 복합탄수화물이 소화되기 쉬운 달콤한 단순당으로 부수어진다. 곡물이나 채소, 또는 과일도 요리를 하면 더 달콤해진다는 사실은 모두가 알고 있을 것이다. 발아된 곡물을 낮은 온도에서 천천히 요리하면 훨씬 달콤한 빵을 만들 수 있다. 요리를 하면 음식의 입자가 일반적으로 작아진다. 단순당과 작은 입자의 음식은 소화를 촉진시킨다. 당연히 인슐린과 글루코오스의 양을 늘려서 살을 찌게 한다.

따라서 당신이 살을 빼고 싶다거나 질병을 치료하고 싶다면 살아있는 음식을 그대로 먹기 바란다. 생식을 하면 살이 더 빨리 빠진다는 사실은 너무도 자명하다. '하루에 사과 한 알이면 의사가 필요 없다'는 속담도 괜히 나온 말이 아니다. 하루에 과일 2가지 이상을 먹기 바란다. 또한 당근, 셀러리, 브로콜리, 파프리카, 양파 등은 언제나 날것으로 먹을 수 있다.

아홉째, 말린 과일과 주스를 피하고 살아 있는 과일을 먹어라
과일은 우측 표에서 보듯이 통곡물에 비해 칼로리가 낮은 편이다.
과일은 맛이 아주 좋아서 하루에 20개 이상 먹을 수 있고 살을 빼는데 아주 효과적이다. 그러나 과일을 가공해서 과즙이나 주스로 만들면 식이섬유가 부수어지거나 제거된다. 당연히 혈관에 흡수되는 탄수화물의 속도를 증가시킨다. 과일즙도 실제 과일보다 인슐린을 더 높이지만, 과일주스는 인슐린 생산을 가장 빨리 증가시킨다는 점을 명심하자. 과일주스를 마시지 말라는 말이 아니다. 가능하면 천연과일을 갈아서(수동믹서기로) 아무것도 첨가하지 말

과일	칼로리(100g당)
사과	81
바나나	105
포도	37
망고	135
오렌지	65
복숭아	37
배	98

고 먹기 바란다. 아시다시피 마트에서 '100% 천연'이라는 상표를 붙이고 당신을 유혹하는 주스는 식이섬유가 거의 없는 설탕 덩어리일 뿐이다.

말린 과일은 또한 칼로리가 농축된 음식이다. 수분을 빼서 말린 과일은 조직이 꽉 차 있다. 만일 당신이 이 책을 읽으면서 3개의 신선한 살구(153칼로리)를 먹는다면, 똑같은 시간에 당신은 10개의 말린 살구(510칼로리)를 먹을 수 있다. 우리는 매일 TV를 보면서 아무 생각도 없이 무의식적으로 엄청난 칼로리를 먹어대고 있는 것이다.

열 번째, 설탕 종류를 절제하라

백설탕, 황설탕, 과당, 꿀, 시럽 등과 같은 단순당도 살을 빼는데 방해되는 음식이다. 단순당은 두 가지 방식으로 방해한다. 첫째, 칼로리가 많아서 몸의 지방을 태우기가 쉽지 않다. 둘째 인슐린의 생산을 강하게 촉진한다. 인슐린이 지방을 지방세포에 저장하는 일을 한다는 사실은 이미 언급한 바 있다.

설탕 사용법을 바꿀 필요가 있다. 1티스푼의 설탕에는 16칼로리의 탄수화물이 들어 있다. 이 정도의 작은 칼로리를 제거한다고 해서 체중감량에는 별 영향을 미치지 않는다. 따라서 나는 음식의 표면에 설탕을 약간 뿌려먹는 정도는 허락한다. 그러나 요리를 할 때 맛을 내기 위해서 설탕을 넣는 것은 금지한다. 당연히 설탕과 지방이 같이 섞인 음식도 엄격히 제한한다. 이런 음식들은 우리가 생각하는 것보다 우리 주위에 훨씬 더 많이 널려 있다.

케이크, 아이스크림, 쿠키, 초콜릿캔디 등 설탕과 지방이 섞여 있는 음식은 수도 없이 많다. 정제설탕도 문제지만 지방이 듬뿍 섞여 있기 때문에 더욱 문제가 되는 것이다. 정제설탕은 인슐린 생산을 촉진시키고 지방은 혈관을 타고 흘러들어간다. 결국 엉덩이와 배 둘레에 지방을 축적한다. 이런 음식들은 칼로리의 98%가 설탕과 지방으로 구성되어 있다. 정제탄수화물은 그 자체도 문제지만, 거의 대부분 설탕과 지방과 나트륨과 함께 범벅되어 있다는데 큰 문제가 있다.

먹는 방법 5대 원칙

'무엇을 먹느냐'가 자연식물식의 핵심이다. 나는 위에서 먹어야 할 것과 먹지 말아야 할 것에 대해 얘기했다. 그러나 그 무엇을 '어떻게 먹느냐' 또한 매우 중요하다. 이 또한 체중을 감량하고 질병을 치료하는데 매우 중요하기 때문이다. 먹는 방법에 대해 말해보겠다.

첫째, 포만감이 들 때까지 먹어라

시중에 범람하는 그릇된 통념과는 반대로, 자연식물식을 실천하기만 하면 '많이 먹어도 살이 빠진다'는 것이 나와 체험자들의 주장이다. 많이 먹더라도 전혀 문제없다. 배가 부르다면 세상의 어떤 음식을 가져다주어도 당신은 식욕이 당기지 않을 것이다. 탄수화물이 많고 지방이 거의 없는 음식을 많이 먹으면, 배가 고프면서도 일부러 '신사나 숙녀인 척'할 일이 전혀 생기지 않는다.

둘째, 풀을 뜯듯이 여러 번 먹어라

야생의 사슴이나 말은 하루에 세끼만 먹는 법이 없다. 굳이 끼니를 생각하지 말고 여러 번 6번 이상 간식 먹듯이 먹어도 상관이 없다. 빵이나 과자나 피자를 간식 먹듯이 하라는 말은 아니다.

수많은 연구결과가 이를 증명하고 있다. 살찐 사람들은 마른 사람에 비해서 끼니수가 적지만 한 번에 많이 먹는 경향이 있다. 방송에서는 오늘도 하염없이 '하루에 세끼를 먹되 간식을 먹지 말라'고 외치고 있다. 우리는 그릇된 통념에 사로 잡혀 살고 있다. 특히 다이어트에 관해서는 마치 진리처럼 인식되어 있다. 그렇다면 저 야생에서 하루 종일 풀을 뜯고 있는 사슴이나 얼룩말은 어떻게 설명할 것인가. 하루에 한 끼나 두 끼만 먹게 되면 뇌에서는 '음식이 부족해서 기아 상태가 올 수 있으니 대비하라'는 명령을 몸에 보낸다. 당연히 '먹을 때 많이 먹어두자'는 '생존모드'로 들어가게 된다. 당연히 칼로리 소비를 자제하고 신진대사를 천천히 하게 된다.

허겁지겁 한꺼번에 많이 먹게 되면, 우리 몸은 급하게 소화시키지만 한편으로는, 미래를 대비해서 나머지를 저장해 둔다.(2장을 다시 한번 참고하기 바람) 오랫동안 아무 것도 먹지 않게 되면, 막상 먹게 될 때는 음식이 너무 맛있어서 빨리 먹게 되고 오래 먹는다. 결국 당신은 엄청난 양을 먹을 수밖에 없다. 음식을 생각하는 일은 신진대사를 증가시키고 칼로리 소비를 증가시키는 발온현상Thermogenesis을 유발한다. 먹는 횟수가 많으면 음식생각을 더 많이 하게하고 발온현상을 통해서 더 많은 칼로리를 소비하게 되는 것이다. 이런 이유로 해서 자주 먹게 되면 효율적으로 살이 빠질 수 있다. 물론 우리가 추천하는 음식으로 제한하면서 말이다.

셋째, 소화할 시간을 남겨두어라

많이 먹어서 충분하니 그만 먹겠다는 신호를 위와 장이 뇌에 보내려면, 어느 정도 시간이 필요하다. 음식을 잔뜩 먹어서 포만감이 생기는 것이 아니라, 탄수화물을 많이 먹어서 포만감이 생기기 때문이다. 이것은 매우 중요한 포인트다. 음식이 소장에 도달해서 탄수화물이 혈관에 들어가려면 어느 정도 시간이 필요하다. 그때서야 비로소 포만감이 생기고 숟가락을 놓을 수 있다는 말이다.

다음과 같이 먹기 바란다. 반드시 먹을 만큼 적당한 양만 식탁에 올려놓아라. 다 먹고 나면 소화될 때까지 20분 정도 기다려라. 식욕이 빨리 줄어드는 것을 느낄 것이다. 20분이 지나도 배가 고프다면 적당량을 다시 먹고 20분을 또 기다려라. 이것이 자주 먹는데 필요한 방법이다. 이렇게 하면 폭식을 예방할 수 있고 칼로리를 덜 섭취하면서 포만감을 느낄 수 있다.

넷째, 음식을 꼭꼭 씹어 먹어라

사실 통곡물이나 채소나 과일은 꼭꼭 씹어 먹을 수밖에 없다. 육질이 거칠기 때문이다. 빵이나 백미나 과자는 입에 넣자마자 스르르 녹는다. 꼭꼭 씹어 먹으라는 말은, 그렇게 오래 씹어야만 목으로 넘어가는 음식을 먹으라는 말과 같다. 포만감은 위가 아니라 입에서부터 시작된다는 점을 명심하기 바란다. 음식을 여러 번 씹어 먹으면 맛에 대한 만족감이 증가된다. 식이섬유가 많은 채소도 여러 번 씹기 바란다. 허겁지겁 먹지 않고 음식을 여러 번 꼭꼭 씹어 먹으면, 위와 장이 뇌와 계속해서 신호를 교환해서 필요한 만큼 먹었는지 확인하게 되고, 알맞을 때 식사를 멈추게 한다.

통곡물 중에서 나는 현미밥을 추천한다. 현미밥은 50번 이상 씹어야 만족감이 온다. 반찬 없이 오직 현미밥만 먹는다면 겨우 한 공기만에도 충족감이 온다. 7~8시간은 전혀 배고프지 않다. 실천해보시라.

다섯째, 밥상의 가짓수를 적게 하라

밥상의 음식 가짓수가 많을수록 칼로리를 더 섭취하게 된다. 한 가지 음식을 먹으면 맛은 더 좋아지고 향은 점차 감소한다. 그러나 손대지 않은 나머지 음식의 맛과 향은 그대로 밥상 위에 남아 있다. 따라서 가짓수가 많은 음식은 한 가지를 먹을 때보다 더 많이 먹지 않을 수가 없다. 아시아에서 먹는 쌀이 그 예인데, 이 지역에서는 비만이 드물다. 쌀을 주식으로 하고 녹말음식을 위주로 단순한 식탁을 선호하는 이런 지역(중국, 한국, 일본 등)은, 엄청난 가짓수의 쾌락적인 음식을 선호하는 서구사회에 비해서 비만과 질병이 훨씬 드물다. 특히 미국과 같은 나라는 비만과 질병이 일상화되어 있다. 대형슈퍼마켓에 있는 음식의 가짓수를 상상해보시라. 고도비만인 사람의 뱃속과 똑같이, 무려 1만 5천~2만 가지의 아이템으로 상점 역시 포화상태다.

내가 앞에서 누누이 강조했는데도 불구하고 이 책을 읽고 있는 당신은 또다시 이런 질문을 할 것이다. '그러면 영양실조에 걸리지 않나요?', '그러면 단백질은 어디서 보충하나요?' 당신은 미안해할 필요가 없다. 반복하지만 나는 40년 넘게 이런 질문을 받아왔다. 지금도 이런 질문을 받으면서 나는 꿋꿋이 강연을 하고 책을 쓰고 있다. 우리는 과거에도 그랬던 것처럼 지금도 사고를 조종당하면서 살고 있다. 상업자본주의의 '균형이 잡힌 식단'과 '편식하지 않고 아무거나 잘 먹는 어린이'라는 마케팅 메시지에 의해서다. 그러나 대중에게 알려지지 않고 있는(알려지기를 원하지 않는 세력에 의해) 수많은 연구결과들은 분명하게 이를 증명하고 있다. 과일 몇 개와 채소 한 접시와 녹말음식이면 영양분이 차고 넘친다고 말이다. 성인뿐만 아니라 어린이에게도, 그 정도의 식단이면 단백질과 지방과 비타민과 미네랄이 너무도 충분하다고 말이다. 심지어 아주 단순한 녹말음식만으로도 영양분이 충분하다는 연구결과는 차고도 넘친다.

페루에 사는 8달 정도 밖에 안 된 아기는 감자 한 가지만 먹고도 다른 아이 정도의 체격으로 성장해왔다. 부족한 영양분을 보충하기 위해 약간의 기름이 첨가되었을 뿐이다. 또한 감자와 물만 먹고도 놀라운 건강을 유지하며 다이어트에 성공한 사람들도 나는 수없이 경험했다.

비타민제나 영양제는 왜 필요없을까?

당신은 과거에 경험했던 많은 다이어트 프로그램에서 비타민제를 먹으라는 교육을 수없이 받았을 것이다. 음식의 양을 줄이기 때문에 필요한 영양분도 줄어들게 되므로 비타민제로 보충하라는 것이 그들의 논리다. 그러나 우리는 영양이 풍부한 음식을 마음껏 먹는 자연식물식이므로 그럴 필요가 전혀 없다. 단백질, 탄수화물, 필수지방, 비타민과 미네랄이 풍부한 음식이기 때문이다.(통곡물과 콩은 비타민A와 C가 더 필요하지만 과일과 채소 그리고 고구마와 같은 뿌리식물에는 비타민이 풍부하다.)

13가지 비타민 중에서 11가지는 식물성 식품에 풍부하다. 따라서 자연식물식만 하면 큰 걱정을 할 필요가 없다. 또한 비타민D는 햇빛을 받으면 피부와 합성되는 비타민이므로 약간의 야외활동만으로도 충분하다. 마지막으로 박테리아로부터 합성되는 비타민B12가 있는데 이는 식물에도 없기 때문에 따로 보충제를 섭취해도 좋다고 제약업계와 의료계가 합창을 하며 권장한다. 그렇다면 나는 또 묻겠다. 당신은 비타민B12가 부족해서 병에 걸린 사람을 보았는가? 당신은 비타민B12 알약을 먹으라는 상업용 메시지에 두려워할 필요가 없다. 신(자연)은 알약을 먹어서 비타민B12를 섭취해야 할 정도의 어수룩한 동물로 인간을 창조하지 않았다.

우리 인간이 먹는 식물성 식품의 비타민B12는 건강한 토양에서 저절로 흡수된다. 또한 비타민B12를 사용하기 위해서는 그것을 합성하는 박테리아가 필요한데 그 박테리아는 흙이나 먼지나 공기에 얼마든지 존재한다. 또한 과일과 채소의 표면에도 박테리아가 존재하므로 과일과 채소를 세제로 지나치게 닦아내지 않고 물로만 깨끗이 닦아서 먹는다면 절대로 걱정할 필요가 없다. 또한 위와 장에 있는 박테리아를 통해서도 알맞은 양의 비타민B12를 충분히 얻을 수 있다. 뿐만 아니라 자연산 식초나 동양의 발효식품인 간장, 된장, 김치에도 비타민B12를 합성하는 박테리아가 존재하므로 차고도 넘친다고 할 수 있다.

식물에는 우리가 생각하는 것 이상으로 미네랄이 풍부하다. 따라서 당신이 자연식물식을 하게 되면 미네랄부족, 칼슘이나 철분부족 등은 결코 발생하지 않는다. 따라서 영양제를 먹는 것은 현명한 방법이 아니다. 과도한 단백질이 칼슘과 결합해서 배설되듯이, 칼슘은 철분과 결합해서 배설이 되므로, 칼슘제를 계속 먹는다는 것은 몸속의 철분을 빼앗아 가는 결과만 초래할 뿐이다.

역사적으로 가장 성공한 쌀 다이어트

지난 한 세기 동안에 실시됐던 다이어트 중에 가장 효과적인 것 중의 하나는 듀크대학교Duke University 월터 켐프너Walter Kempner 박사의 '쌀 다이어트'Rice Diet 프로그램이었다. 켐프너 박사는 고도비만 환자들에게 쌀을 기본으로 과일 및 과일주스를 위주로 한 식단(90~95%)을 제공했다. 프로그램 후반부에는 채소가 추가되고 극히 미량의 육류도 제공되었다. 106명의 심각한 고도비만 환자들이 다이어트에 참여했는데 1년 후에 평균 63kg의 체중감소가 있었다. 106명 중에서 43명은 일반인 평균체중까지 줄일 수 있었다. 남자가 여자보다 더 많은 체중감소가 있었다. 보고서는 다음과 같이 밝히고 있다. "이 연구 결과는 단지 음식요법만으로도, 심각한 고도비만 환자들의 체중을 거의 평균수준까지 줄일 수 있다는 것을 증명합니다. 입원이나 수술, 또는 약물을 전혀 사용하지 않았음을 명확하게 밝히는 바입니다." 어떠한 영양결핍 상태도 보이지 않았다. 이것은 가장 안전한 다이어트의 역사적인 실험으로 유명하다.

켐프너 박사는 이 프로그램을 통해서 체중감소 뿐만 아니라 각종 질병의 치료에 획기적인 성공을 이루어냈다. 비만뿐만 아니라 각종 신장병, 심장질환, 당뇨병, 고혈압 등이 치료됨을 증명했다. 또한 혈당 및 중성지방, 그리고 요산 등이 뚜렷하게 감소되었으며 시력도 향상되었다. 켐프너 박사의 쌀 다이어트는 지방이 거의 없이 탄수화물만으로 이루어진 다이어트가 얼마나 중요한지 알려주는 기념비적인 연구로 지금도 평가받고 있다.

자연식물식에서는 수 없이 많은 식물을 경험하게 해준다. 일단 한 번 친근해지기만 한다면 절대 부족함을 느끼지 않는다고 나는 장담한다. 나중에는 이처럼 다양한 식물의 왕국에 초대받은 것에 대해 감사할 것이다.

살을 좀 더 빼고 싶을 때

녹말음식과 채소와 과일이 자연식물식의 기본뼈대를 구성한다는 것은 누누이 말해왔다. 그러나 작지만 효과가 있는 소소한 것들도 있는 법이다.

소금(천연소금)은 식욕을 자극하는데 사용된다. 소화 및 음식물 흡수에도 도움이 된다. 소금이 없으면 맛있는 식사를 할 수 없다. 과일과 채소는 살아있는 음식이므로 미네랄과 비타민이 풍부해서 그럴 필요가 전혀 없지만, 불에 익힌 녹말음식을 먹을 때 약간의 소금을 뿌려먹는 것은 무방하다. 그러나 소금을 넣어서 요리하는 것은 가급적 피하기 바란다. 익힌 녹말음식 위에 소금을 뿌리라는 뜻이다.

매운 고추는 혈액순환을 돕고 칼로리를 더 소비하게 해서 체중감소에 좋다. 소금 대신에 뿌려 먹는 것도 좋다. 생고추 대신에 후추나 빨간 고춧가루를 용기에 담아서 사용해도 편리하다.

설탕 대용품들은 식욕을 지나치게 자극해서 체중감소를 지연시킨다.(뇌의 세로토닌 호르몬을 감소시키고 인슐린을 증가시킨다) 따라서 약간의 설탕(천연설탕)만 허락될 뿐, 사카린, 아스파담 등 인공감미료는 절대 금물이다.

물은 칼로리가 전혀 없으면서도 위에 충족감을 주고 포만감에도 도움이 된다. 당연히 체중증가에 전혀 기여하는 바가 없다. 물은 몸속에서 음식의 흐름을 좋게 해서 소화를 돕기도 하지만, 금방 배고프게 하는 부정적인 측면도 있다. 결국 음식을 더 먹게 한다. 따라서 목이 마를 때만 마시고 음식과 함께 마시는 것은 가급적 피하는 것이 좋다. 방송에 나와서 하루에 몇 리터씩 꼭 마시라고 외치는 의사들이 많다. 그러나 생각해보라. 저 야생의 얼룩말은 2리터를 정해 놓고 물을 마시는가? 저 초원의 날씬한 노루는 1리터짜리 생수병을 들고 다니는가 말이다. 그들은 모두 목이 마를 때를 기다려 물을 마신다. 그들은 단지 수분이 많은 풀을 먹는다. 그래도 목이 마르면 그때서야 비로소 강가에 가서 물을 마신다. 우리 인간도 수분이 많은 과일과 채소를 먹으면 그만이다.

실수를 두려워 말라

자연식물식을 믿고 따르기만 하면 당신은 평생 살이 찌지 않고 살 수 있다. 물론 실수할 때도 있다. 작은 실수가 다이어트를 망치지는 않는다. 우리 몸은 너무 잘 설계되어 있기 때문에, 자연식물식을 하다가 어쩔 수 없이 약간의 지방을 몇 번 먹는다 하더라도, 계속해서 실천한다면 엉덩이나 배나 볼에 살이 붙지는 않는다. 혹시 실수를 몇 번 더 계속해서 살이 찐다면, 그것은 자연식물식이 얼마나 신뢰할 수 있는 것인가를 증명해 주는 셈이 된다. 담배를 단번에 끊은 사람은 한 명도 없다. 몇 번에 몇 번의 실패를 거듭하다가 결국 끊게 되는 것이다. 지나치게 실망할 필요가 없다. 상업자본주의의 유혹을 받을 때마다 이 책을 다시 읽고 읽어서 매일 매일 음식의 원리를 가슴 속에 정리하길 바란다.

폭풍감량을 하려면?

만일 당신의 결혼식이 한 달 앞으로 다가왔다면 당신은 더 빨리 살을 빼고 싶을 것이다. 그렇다면 과일과 녹황색 채소를 더 많이 먹으면 된다. 그러나 맛좋은 녹말음식과 밸런스를 어느 정도 맞출 필요는 있다. 과일과 채소의 양을 조절해서 아래 표와 같이 다이어트의 속도를 조절할 수 있다.

> 살빼기 느린 속도 – 과일과 채소 1/3과 녹말음식 2/3
> 살빼기 평균 속도 – 과일과 채소 1/2과 녹말음식 1/2
> 살빼기 특급 속도 – 과일과 채소 2/3와 녹말음식 1/3

그러나 나는 이 프로그램을 시작하는 사람들에게 평균속도를 유지하기를 권한다. 누구든지 평균속도만으로도 놀라운 결과를 얻을 수 있다. 특급속도는 참을성이 좀 부족하거나 살 빠지는 속도가 느린 사람에게만 권장한다. 특급속도는 짧은 시간에 아주 빨리 살을 뺄 수 있지만 평생 '살 안찌고 사는 법'으로는 현명한 방법이 아니다. 오랫동안 실천하기에는 음식을 먹은 후의 포만감이 조금 떨어진다. 그러나 과일과 채소를 아주 좋아하고 인내심이 강한 사람들에게는 평생 '살 안찌고 사는 법'으로 가장 좋은 방법이다. 주로 앉아서 일하는 사무직에게는 이처럼 칼로리가 낮은 과일과 채소는 힘들이지 않고 살을 빼는 가장 좋은 방법이다.

오리건 주에 사는 캐런Karen 이야기를 들어보자. 29세인 캐런은 나에 대한 이야기를 들었을 때, 나를 극단적 채식주의자Fanatical Vegetarian로 오해했다고 말했다. 전에 내 책을 읽은 적도 없었고 나에 대해 누구한테 들은 적도 없다고 했다. 그러나 그녀의 건강을 염려한 언니가 내 책을 권해주었고, 책을 읽은 후에 용기를 냈다는 것이었다.

캐런은 수없이 많은 다이어트를 시도했었다. 그러나 항상 배고픔 때문에 견딜 수가 없었다. "식사 때마다 칼로리를 계산하는 다이어트를 했는데, 하루에 1천 칼로리만 먹었어요. 그만 둘 때까지 살이 빠지긴 했었죠. 그러나 항상 배가 고팠어요. 마침내 샐러드만 보면 속이 안 좋았죠. 다이어트를 중단하고 나서 원래 몸무게로 돌아가고 말았습니다. 처음에 박사님의 자연식물식을 좋지 않게 생각했어요. 나는 한 번도 우유나 고기가 건강에 나쁘다는 생각을 해본 적이 없었기 때문예요. 초등학교 1학년 때부터 우유와 고기는 반드시 먹어야 한다고 훈련받았는데 제가 어떻게 그것을 안 먹을 수가 있겠어요?"

168cm의 캐런은 아이를 낳았다. 임신 기간 중에 몸무게가 87kg까지 불었다. 출산 후에도 좀처럼 몸무게가 줄지 않았다. "매일 아이를 돌봐야 했기 때문에 일반적인 다이어트가 힘들었어요." 그녀는 내 책을 읽고 난 후에야 비로소 다이어트를 시작할 수 있었다.

처음 6달 동안 18kg을 감량했고 2년 동안 그 몸무게를 유지했다. 그녀는 다시 임신을 했는데 그 때는 자연식물식을 실천하는 중이어서 겨우 7kg만 늘었을 뿐이다. 그녀는 168cm에 63kg을 지금도 유지하고 있다. 그녀는 5kg 더 빼고 싶지만 정제설탕과 기름, 그리고 기름기 많은 빵과 머핀을 끊기는 힘들다고 말했다. 그녀는 최근 다시 생각을 바꾸었다. 좀 비싸지만 기름이 없는 빵으로 대체하기 시작한 것이다.

"자연식물식은 다이어트 프로그램이라고 할 수 없죠. 먹는 방식을 바꾸는 일종의 라이프 스타일입니다. 나는 예전에 먹던 습관으로는 절대 돌아가지 않을 거예요. 몇 번 옛날에 먹던 것을 먹은 적이 있었는데, 곧바로 설사와 위경련이 왔어요. 그 후로는 절대로 고기를 먹지 않아요. 고기를 보기만 해도 기분이 나쁘고 실제 먹으면 또 속이 아플 테니까요."

캐런은 일주일에 2번, 한 시간 정도 동네를 산책할 뿐이다. 그러나 그녀에게 엄청난 변화가 찾아왔다. 푸석했던 머릿결에 윤기가 나기 시작한 것이다. 남편의 말에 의하면 '머리에 꽃이 피기' 시작한 것이다. 몸에는 에너지가 넘치고 생각도 밝아졌다. "옷을 다시 사야 했어요. 맞는 옷이 하나도 없으니까요." 두통이 심해서 항상 진통제를 먹어야 했었는데 모두 씻은 듯이 사라져 버렸다.

원했던 몸무게까지 살을 뺐을 때

자연식물식은 원하는 몸무게를 되찾았을 때, 과감하게 폐기해버리는 시중의 다이어트와는 차원이 다르다는 점을 알아야 한다. 이것은 세상을 바라보는 태도를 바꾸고, 먹는 습관을 바꾸어 몸과 마음의 완전한 변신을 시도하는 식생활 운동이다. 계속해서 날씬한 몸매를 유지하기 위해서는 꾸준히 자연식물식의 원칙에 따라야 한다. 지금 날씬한 몸매에 자부심이 있고 마음까지 밝아졌다면, 옛날의 병들고 불편한 '뚱보의 몸'으로 돌아갈 일이 무엇이란 말인가.

자연식물식은 감옥에 갇혀서 주는 것만 먹는 답답한 프로그램이 아니다. 오히려 몸과 마음에 자유를 주는 지속가능한 라이프 스타일이다. 일단 원하는 만큼 살이 빠진 후에 몸무게가 변하지 않고 일정하게 유지(보통 6개월)된다면 자연식물식에서 허락하는 좀 높은 칼로리의 음식을 먹어도 좋다. 그렇게 한다고 해서 다시 살이 찌지는 않는다. 빵, 베이글, 파스타, 크래커, 말린 과일, 주스 등을 약간씩 먹어도 좋다. 과일과 채소를 좀 줄여도 되고 지방성분이 약간 많은 식물성 음식을 먹어도 좋다. 그러다가 자연식물식의 원형으로 다시 돌아오기만 하면 된다.

이처럼 '약간 사치스런' 음식을 먹다가, 살이 다시 찌려고 할 때 '맑고 산뜻한 음식'으로 돌아오면 그뿐이다. 그 대신 약간의 운동을 병행하길 바란다. 자주 운동하고 오래 운동하면 할수록 '약간 사치스런 음식'은 더 허용될 수 있다.

일단 원하는 만큼 살을 빼고 체중이 일정하게 유지된다는 자신감이 생기면 호두, 아보카도, 올리브, 두부나 두유 등 '조금 더 사치스런' 음식을 먹어도 좋다. 또한 추수감사절에 칠면조고기, 부활절의 계란, 생일날의 케이크 등 '지나치게 사치스런 음식'을 조금씩 맛본다 한들 하늘에 계신 전능하신 분이 당신을 데려가지 않을 것임은 자명한 일이다. 그 정도에 우리를 하늘로 데려가신다면 그분은 전능하지도 관대하지도 않은 신이 분명하다. 우리가 그런 신을 믿고 따라야 할 하등의 이유가 없지 않은가 말이다.

살이 너무 빠진 분에게

이 프로그램을 실천하신 분 중에 '살이 너무 빠져버렸어요'라는 말을 가끔 듣는다. 날씬한데도 불구하고 너무 살이 빠졌다고 생각하는 사람들이 생긴다. 최근 몇 년 동안 그런 모습을 거울 속에서 보지 못했기 때문에 어색할 수도 있다. 친구들은 '어디 아프니? 너무 마른 거 아냐?'라고 걱정을 해주기도 한다. 또는 너무 날씬해진 당신이 부러워서 이솝우화의 '신포도'처럼 '먹자고 일하는 거야'라는 말을 툭툭 던지기도 한다. 그러나 살이 찌고 마르고는 모두 주관적인 관점에 따라 다르므로 자신감을 가질 필요가 있다.

자연식물식을 따라서 했지만 지나치게 살이 빠져서 정말로 행복하지 않다면 방법은 많다. 불로 요리된 녹말음식을 많이 먹고 과일과 채소를 줄이면 된다. 말린 과일이나, 호두, 두부나 두유를 추가하면 된다. 이처럼 지방성분이 많고 칼로리가 조금 높은 식물성 식품을 먹으면 이런 걱정을 덜 수 있을 것이다.

살을 빼기 위해서는 자주 움직이는 생활습관을 갖는 것이 특별한 운동을 하는 것보다 효과적이다. 운동은 물론 다이어트에 좋다. 그러나 마라톤 같이 지나친 운동은 각종 장애를 가져올 수 있다. 당신은 매일 마라톤을 하면서 70, 80살까지 살아갈 수 있는가? 당신은 헬스클럽 런닝 머신에 올라 80, 90살까지 달릴 수 있는가? 자연의 관점에서 본다면 런닝 머신에 올라 땀을 흘리는 것은 참으로 우스꽝스러운 일이 아닐 수 없다. 우리 인간이라는 종은 700만년 동안 41.195km를 헐레벌떡 달리며 살지 않았다. 그렇게 진화하지 않았다. 인간이 새처럼 하늘을 나는 동물이 아니듯이 인간은 뛰는 동물이 아니다. 인간은 걷는 동물이라는 점을 명심하기 바란다. 지나친 운동은 외모가 초췌해 보일 수 있고 빈혈증세 및 생리불순도 생길 수 있으니 삼가기 바란다. 신중하고 사려 깊은 선택이 필요하다.

맛있는 음식을 포기할 필요는 없다

사람들은 자기에게 친근한 음식을 선호한다. 자연식물식은 과일과 채소와 녹말음식으로 구성되어 있어서 고기를 좋아하는 사람에게는 다소 생소할 수도 있다. 자연식물식은 적응기간이 필요하다. 적응이 될 때까지 기다려줄 것을 부탁한다. 그러나 사실 이런 음식들은 우리의 조상들이 먹었던 오랜 친구이기 때문에 의외로 빨리 익숙해질 것이다. 각종 천연향이나 고추, 천연소금, 천연설탕 등을 첨가해서 먹어도 좋다. 일주일만 지나면 새 음식에 익숙해질 뿐 아니라, 옛날 음식보다 더 좋아하게 되리라고 감히 장담한다. 내 프로그램에 참가해온 수많은 회원들이 이를 증명한다. 아니, 중풍에 걸려 온갖 병원을 전전하다가 치료했고, 고도비만으로 고생했다가 날씬해졌으며, 안락한 의사의 삶을 포기하고 자연식물식의 전도사라는 험난한 길을 걷고 있는 내가 이를 증명한다.

좋은 음식을 먹는다는 것은, 배고픔을 채워 포만감을 주기 때문만이 아니라 우리의 잠든 오감을 깨운다는 의미에서도 기쁨을 준다. 자연이 우리에게 선물한 식물성 음식에는 3가지 중요한 즐거움이 있다. 바로 짠맛, 신맛 그리고 향이다. 우리 혀끝에 이런 맛을 감지하는 미각기관이 있다는 것이 이를 증명한다. 먹기도 전에 우리 코가 음식의 향을 먼저 맡는다는 것이 이를 증명한다. 양파나 마늘이 대표적인데 우리가 먹는 음식에 양념을 뿌리지 않는 것이 없을 정도다. 우리는 이런 양념을 약간 사용하는 것을 결코 금지하지 않는다. 지나치게 엄격하면 쉽게 포기하는 법이다.

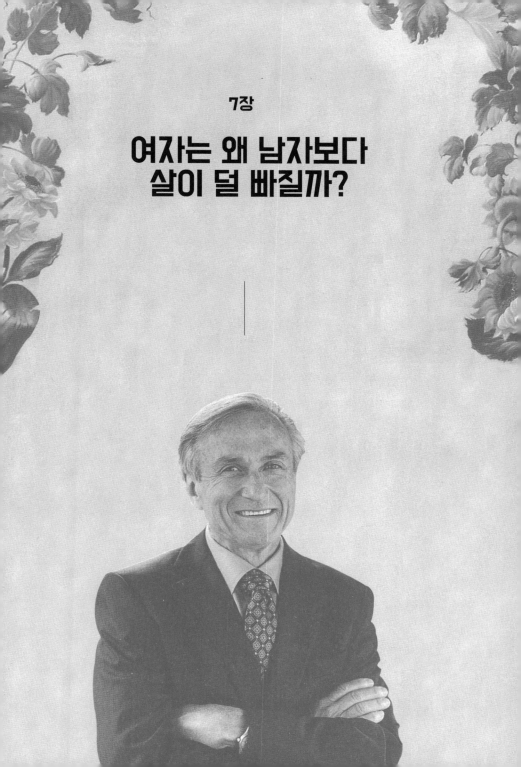

7장

여자는 왜 남자보다
살이 덜 빠질까?

그러나 역시 자연의 법칙은 위대하다. 만일 당신이 모유수유를 한다면 뱃살이 빠진 다음 엉

덩이와 어깨의 살이 급속도로 빠져서 처녀 때의 몸무게로 돌아갈 것이라고 나는 장담한다.

모유수유를 통해 몸속의 지방이 아이에게 이전되도록 신(자연)이 여자를 그렇게 설계했기 때

문이다.

남자와 여자는 살이 찌는 속도도 다르고 지방을 태우는 속도도 다르다. 많은 과학자들의 연구발표에 의하면, 여자는 남자보다 더 빨리 지방을 저축하고 더 천천히 지방을 태운다. 우리 인간도 동물의 한 종이다. 여러 이유로 암컷은 수컷보다 더 빨리 살이 찌고 더 늦게 살이 빠진다. 인간도 동물이어서 여자는 살을 빼는데 어려움이 있다. 당신이 여성이고 기름진 식생활을 하고 있다면, 다이어트를 할 때 당신의 몸은 강하게 저항을 할 것이다. 솔직히 살을 빼기가 아주 힘들다. 그 이유를 알아보자.

통통한 미인?

비만은 상당히 '문화적'이고 시대적인 시각도 다르다. 이를 증명하기 위해서는 17세기 네덜란드 화가 루벤스Rubens의 그림을 살펴볼 필요가 있다. 그는 주로 넉넉하게 살찐 여자를 그렸는데 그 당시에는 그런 여자가 미인의 전형이었다. 그 여자들은 지금으로 보면 비만이었을 것이다. 그러나 그가 묘사한 아름다움의 이미지는 오랫동안 미인으로 여겨져 왔다. 현대 여성보다 25% 정도 더 살이 찐 그림 속 여인들은 지금 시각으로 보면 매력이 없어 보이는데도 말이다.

특히 여자의 경우, 현대의 표준적인 아름다움과 비만 사이에는 지방조직의 격차가 있다. 100년 전만 하더라도 미국이나 유럽에서는 약간 살이 찐 것이 '귀족적인 여자의 상징'이었다. 식량이 부족한 시대였으므로, 약간 살찐 여자는 힘이 셀뿐 아니라 적게 먹고 더 오래 일할 수 있으므로 가족의 자산으로 여겨졌다. 또한 지방은 추운 온도에서 몸을 보호하고 힘든 일을 할 때 뼈를 보호하는 옷으로도 인식되었다. 특히 실내에서는, 약간 살이 오르면 몸의 곡선이 매력적으로 보이고 성격이 좋아 보이기도 했다.

심미안적인 문화와 생물학적인 필요성이 있었던 것이다. 그래서 오늘날 미의 기준과 달랐다. 임신과 출산에 대해서도 마찬가지다. 여자는 애를 낳아서 기르고 식량부족사태에도 대비해야 한다. 종족보존이라는 진화의 섭리에 따라서, 자연은 여자에게 지방을 쉽게 축적하게 했고 오랫동안 그 살찐 상태를 유지하게 한 것이다.

여자는 임신을 대비해야 한다

임신 중에 여자는 식욕이 증가한다. 더 많은 칼로리와 영양분을 섭취해서 아이를 원만하게 순산하기 위해서다. 추가로 흡수된 영양성분은 자궁, 태반, 가슴 등을 살찌워 여자의 몸을 변화시킨다. 임신기간에 여자는 생리학적인 필요에 의해서 약 1kg 정도의 영양분이 추가로 요구되는데 대략 8만 칼로리(하루 평균 300칼로리 추가) 정도다. 또한 체중도 평균보다 12kg 정도 증가한다. 지방은 평균보다 4kg 증가하지만 비만인 여성은 체중이 더 느는 경향을 보인다. 식욕의 변화는 임신호르몬이라 불리는 황체호르몬Progesterone 때문인 것으로 여겨진다.

음식이 부족한 때라고 하더라도, 자연은 건강한 아이를 출산하도록 여성을 완벽하게 설계해 놓았다. 예를 들어, 임신기간에 음식이 부족하고 영양섭취가 좋지 않은 여성들이 사는 미개발도상국가에서도 건강한 아이를 출산하고 있다. 그녀들은 임신기간 중에 몸을 효율적으로 순환시켜서 이런 솜씨를 보여준다. 몸의 내부순환과 외부활동을 자동적으로 감소시켜서 에너지를 아껴 쓰기 때문에 가능한 것이다.

여자는 통통하도록 설계되어 있다.

여자의 몸은 체중에 비해 더 많은 무게를 견디도록 자연이 설계했다. 운동할 때도 남자보다 자기 몸무게에 대비하면 더 많은 무게를 들 수 있다. 한 실험에서 여자 8명에게 런닝 머신에서 걷게 했다. 운동하면서 몸의 칼로리 소비를 측정할 수 있는 특별한 룸에서 실시되었다. 걸을 때마다 무거운 쇠막대기를 추가로 들게 해서, 나중에는 여자 몸무게의 45%까지 늘렸다. 약 30kg 정도를 늘린 것이다. 그녀들은 모두 15분 만에 임무를 완수했다.

이 실험에서 과학자는, 여성들이 칼로리를 더 이상 소비하지 않고도 얼마나 많은 무게를 견디는지 알고 싶어 했다. 모든 여성들은 에너지를 추가로 소비하지 않고도 자기 몸무게의 20%까지 견뎌낼 수 있었다. 50kg의 여성이라면 10kg을 들고 걷더라도 에너지가 따로 소비되지 않는다는 것을 뜻한다. 심지어 무게가 추가되더라도 전혀 힘들지 않은 것 같은 몸의 반응을 감지해 낼 수 있었다.

우리는 자연의 의도를 알아낼 수 있다. 여성은 임신 중인 9개월 동안 몸 안의 아이에게 영양분을 효율적으로 공급할 수 있도록 몸무게를 늘려야 한다. 우리는 일반적으로, 뱃속 아이의 몸무게가 많이 나갈 경우, 임신부가 운동을 해서 칼로리를 더 소비하게 할 것이라고 생각할 것이다. 그러나 임신은 모든 게임의 룰을 바꾸어 버린다. 전통적인 영양과 순환의 규칙을 거부해버린다. 그러나 이것을 바꾸어 말하면 임신하지 않은 여성의 경우 힘들지 않게 10kg 정도는 살을 뺄 수 있다는 뜻이기도 하다.

일반적으로 여성은 남자보다 에너지대사율Resting Metabolic Rate이 낮다. 그래서 남성보다 기본적인 기능을 유지하는데 소모되는 칼로리가 더 적다. 평상시의 생리학적인 활동을 유지할 경우, 덩치가 작은 여성은 1천 칼로리, 덩치가 큰 여성은 1천6백 칼로리가 소모된다. 한편 일반적인 남성은 하루에 1천 3백~2천 칼로리를 소모한다.

여자는 지방을 저축하도록 설계되어 있다

여자의 지방은 남자와 달리 여러 곳에 분산되어 저장된다. 임신이나 식량부족사태를 견뎌낼 수 있도록 설계된 것이다. 엉덩이와 넓적다리가 체격에 비해 커서 지방을 쉽게 저장할 수 있다. 저장된 에너지는 각종 호르몬을 통해 태아와 연결되고 젖가슴에도 연결된다. 또한 남자의 지방은 내장에 많이 쌓이는 반면, 여자는 피하지방에 쌓인다. 지방세포의 크기도 남자보다 큰 특징을 가지고 있다.

남자와 여자는 복부지방에 있어서도 차이를 보인다. 여자의 경우 폐경기가 와서 여성호르몬인 에스트로겐의 수치가 떨어지면 지방이 남자처럼 내장에 쌓이기 시작한다. 전립선암에 걸려 에스트로겐 치료를 받은 남성의 경우에도, 지방축적이 여성과 유사해진다.

여성의 몸에 쌓인 지방은 재생산되는 자연법칙에 의해 운영된다. 건강에 좋은 자연식물식을 꾸준히 실천하더라도 지방은 어느 정도 생산된다. 그러나 선천적인 이유 때문에 남자에게는 이런 일이 발생하지 않는다. 남자의 경우, 지방과 단백질을 지나치게 섭취하고 신체활동을 거의 하지 않을 경우에만 지방축적이 이루어진다. 결과적으로 남자의 비만은 여자보다 훨씬 질병과 관련이 깊어진다. 나는 의사로서 비슷한 정도로 살이 찐 남자와 여자를 수없이 많이 비교해보았는데, 같은 조건에서는 남자의 건강이 훨씬 나빴다. 수축기 및 확장기 혈압이 모두 높았으며, 콜레스테롤, 중성지방, 인슐린 등의 수치가 훨씬 높았다. 그러나 남성과 같은 패턴의 비만, 또는 복부비만이 있는 여성의 경우는 비만하지 않은 일반 남성 수준으로만 질병발생이 발견되었다.

여성의 뱃살은, 엉덩이나 어깨에 있는 살보다 빨리 축적되기도 하지만 훨씬 쉽게 빠진다. 뱃살이 먼저 빠진 다음 엉덩이와 어깨살은 나중에 빠지는 경향이 있다. 바로 이런 이유 때문에, 임신 중에 찐 뱃살은 빠졌는데도 엉덩이와 어깨살이 출산 후에도 좀처럼 빠지지 않는 것처럼 느껴진다. 그러나 역시 자연의 법칙은 위대하다. 만일 당신이 모유수유를 한다면 뱃살이 빠진 다음 엉덩이와 어깨의 살이 급속도로 빠져서 처녀 때의 몸무게로 돌아갈 것이라고 나는 장담한다. 모유수유를 통해 몸속의 지방이 아이에게 이전되도록 신(자연)이 여자를 그렇게 설계했기 때문이다.

바로 이런 이유 때문(만약을 대비해서 지방을 저장하려고 진화적으로 설계되어 있는)에 여자들이 온갖 다이어트를 시도해도 여전히 맘에 들지 않는 몸무게를 가지고 있는 것이다. 특히 매일 칼로리를 계산하는 다이어트의 경우, 쥐어짜는 배고픔을 참아내도 살이 빠지지 않는 것이다. '물만 먹어도 살이 찐다니까요' 바로 이것이 그녀들의 외침이다. 이처럼 자연식물식을 하는 여성들도 살이 찌는데, 하물며 지방과 단백질이 많은 '세상의 오염된 공장음식'을 먹는 여성들은 말해서 뭐하겠는가.

나는 이 책을 읽는 여성들에게 단 2가지의 선택권만 있다고 말하 겠다. 첫째는 다른 여성들처럼 다이어트를 포기하고 흘러가는 대로 사는 것이요, 둘째는 자연식물식으로 음식습관을 바꾼 후에 '살'이라 는 단어를 완전히 잊고 사는 것이다. 우리는 특별한 노력도 없이 날 씬하고 매력적인 몸매로 당신을 되돌려 줄 것이다. 자, 당신은 무엇 을 선택할 것인가.

알래스카 주에서 온 47세의 수잔Susan이 그랬다. 수잔은 우리 프로 그램을 실천해서 23kg을 감량했다. 그리고 다시는 살이 찌지 않았다. "저와 남편은 세인트 헬레나 병원에서 이 프로그램에 참가했어요. 그 동안 내가 너무 기름진 음식을 먹었다는 것을 깨달았죠. 16사이 즈였는데 지금은 8사이즈를 입어요. 3년이 지난 지금까지 꾸준히 살 이 빠지고 있어요. 23kg이 빠지는 데는 6개월이 걸렸구요. 이제 더 살 을 빼고 싶지는 않아요. 지금은 54kg(키가 166cm)인데 이 정도면 충분 하다고 생각해요. 배고플 때에도 원하는 만큼 양껏 먹었어요. 고기를 먹는 것은 윤리적인 측면에서도 좋지 않다고 생각합니다. 어떤 옷이 든 맘대로 입어서 좋아요. 어려 보인다는 말을 요즘에 많이 들어요. 기름기가 많았던 피부도 투명하게 변했습니다. 콜레스테롤 수치도 191에서 119로 내려왔어요. 무엇보다도 에너지가 넘쳐서 좋아요. 또 다른 인생을 살고 있는 기분이랍니다."

진실은 언제나 단순하다

당신은 여자 몸의 형태와 효율성이 왜 남자와 다른지 알게 되었다. 원하지 않는 지방을 어떻게 빼는지도 알게 되었다. 이제 당신은 자연식물식을 따르고 약간의 운동을 추가하면 될 것이다. 9장에서는 운동프로그램도 마련해 두었다. 당신은 지나치게 운동할 필요가 없다. 우리는 다만 최적의 체중과 건강을 평생 유지하는 방법을 이야기할 뿐이다. 굶거나 지나친 운동을 할 필요 없이 자연식물식만 실천하면 된다. 몸을 혹사시키거나 반항하지 말고, 몸이 원하는 대로 따르는 것이 중요하다. 이것은 몸과 마음이 서로 조화를 이루면서 평생 지속 가능한 라이프 스타일이기 때문이다.

오하이오Ohio 주에서 온 그레이스Grace 이야기를 해보자. 57세의 간호사인 그녀는 21kg을 감량했다. 옷을 6사이즈나 줄였고 허리도 4인치 줄였다. 우리가 추천한 방식으로 식사를 한지 4년이 지난 지금도, 더 이상 살이 찌지 않는다고 했다. 100%는 못되지만 거의 99%는 우리의 음식습관을 따른다고 했다. "배고픈 적이 한 번도 없었어요. 이런 습관을 바꿀 필요가 전혀 없죠. 지루하지도 않고 배고프지도 않으면서 다양한 음식을 먹을 수 있으니까요. 밖에서도 원하는 방식으로 먹어요. 가끔 식당에 원하는 음식이 없으면 그냥 나오긴 하죠. 약간 불편할 때도 있죠. 하지만 옛날의 방식으로 돌아가서 그 뚱뚱한 몸매로 되돌아가기는 정말 싫답니다."

이전에 어떤 다이어트를 했었느냐고 그레이스에게 묻자, 그녀의 입에서는 끝도 없는 이름들이 쏟아져 나왔다. "집단치료Group Therapy 부터 시작해서, Weight Limited, Weight Watchers, 캠브리지Cambridge, 포도 다이어트 등 셀 수도 없었어요. 어떤 것은 이름도 기억이 안 나요. 처음엔 금방 살이 빠졌지만 좀 싫증이 났고 기분도 우울했습니다. 그러다가 도로 살이 쪘지요. 그 전보다 더 찌는 것은 당연한 결과였답니다."

그녀는 운동을 열심히 한 경우에 속한다. 걷기도 했지만 일주일에 다섯 번, 하루 한 시간씩 에어로빅도 했다. 음식과 운동을 조화롭게 했기 때문에 더 빨리 엄청난 변화를 가져올 수 있었다. 물론 남편과 함께 말이다.

"전에도 건강했었지만 자연식물식을 실천하고부터는 몸이 더 가뿐해지고 기분이 밝아졌어요. 남편도 따라 하기 시작해서 지금은 남편이 더 극성입니다. 남편도 25kg을 뺐고 지금까지 꾸준히 유지하고 있어요. 하루에 12~14시간 정도 일하는데도 일주일에 4번은 같이 운동을 합니다. 밤마다 코를 심하게 골았는데 지금은 너무 조용하게 자서 좋아요. 뱃살도 없어졌구요. 심장병 걱정을 하지 않게 된 것도 큰 수확이죠. 545였던 콜레스테롤 수치가 170까지 내려갔으니까요. 뭐 기적이라고 말할 수밖에 없는 일입니다."

여자가 남자보다 천천히 살이 빠지는 것은 맞다. 그러나 젊었을 때의 날씬한 몸매와 건강을 되찾을 수 없다는 말은 절대 아니다. 당부하건대 시중의 상업자본주의적인 다이어트에 현혹되지 마시라. 그들은 말이 많다. 인간이 '무엇을 먹는 동물인가' 하는 원론적인 생각에 집중하시라. 방법만 좇아서는 항상 그 자리로 돌아올 뿐이다.

사기꾼은 말이 많다. 만일 누군가 당신에게 온갖 복잡한 의학용어와 현학적인 의학이론으로 당신을 설득하려 한다면 그는 당신을 통해서 돈을 벌려는 인간이기 십중팔구다. 건강이나 의학에 대해 모든 것을 꿰뚫고 있는 현자(賢者)는 단순하고 쉽게 말한다. 진실은 언제나 단순한 법이다. 현자는 아니지만 나는 아주 단순하게 말하겠다. 자연에서 바로 가져온 음식으로 단순하게 식사를 하시라. 자연식물식을 하시라.

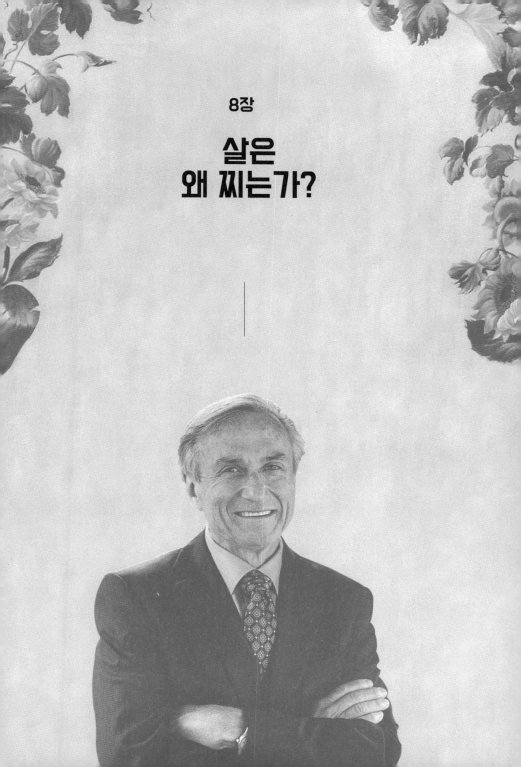

8장

살은
왜 찌는가?

비만 연구학자들에 의하면, 비록 음식습관이 유사할 경우 비만에 대한 유전적인 특징이 개

인마다 약간씩 다르다고 할지라도, 환경적인 영향(음식, 활동성, 외모에 대한 가치관) 등이

훨씬 더 비만에 영향을 주는 것으로 밝혀졌다. 아주 간단히 말하면, 비만은 유전 때문이 아

니라 음식습관과 같은 환경 때문이라는 것이다.

다른 비만인과 똑같이, 캘리포니아에서 온 39세의 린다Linda도 수없이 많은 다이어트를 시도했지만 모두 실패했다. 그녀의 몸무게가 128kg을 넘어갈 때쯤 체중을 재는 것도 포기해버렸다.

"친구에게서 자연식물식에 대해 들었어요. 128kg에서 72kg까지 빼는데 6개월밖에 걸리지 않았어요. 지금까지 총 61kg이나 빠졌으니 사람 한 명이 빠져나간 셈이죠. 지금도 살은 계속 빠지고 있어요. 믿지 못하겠다는 사람들한테는 이렇게 말하죠. 자연식물식을 2주만 해보라구요. 돈을 내고 이상한 분말가루 같은 것을 먹을 필요도 없구요. 돈을 내고 회원으로 가입할 필요도 없습니다. 책을 읽고 그대로 하면 되는 거죠. 자연에서 온 식물들을 먹기만 하는 거예요. 살이 빠지고 아기 피부처럼 투명해진 내 모습을 보고 친구들도 시작했어요.

올 여름엔 기필코 모두 비키니를 입을 거예요. 몸의 변화도 변화지만 성격도 밝아지고 새로운 인생을 사는 것 같습니다."

린다는 특별한 운동은 하지 않고 꾸준히 걷고 있다고 말했다. 그것만으로도 충분히 살이 빠지고 있기 때문이다.

"새 옷을 입으니 세상을 보는 눈이 달라져요. 과거의 내가 아닌 것 같아요. 오래 일해도 피곤하지 않구요. 예전에 먹던 알레르기약도 모두 치웠어요. 철분보충제, 비타민제, 칼슘제도 진통제도 모두 쓰레기통에 버렸습니다."

무슨 이론이 필요할까? 인슐린, 콜레스테롤, 제2형 당뇨, 이런 용어들이 필요 없다. 거창한 이론과 알아들을 수 없는 의학용어가 무슨 필요가 있단 말인가. 불과 6개월 만에 날씬하고 건강해진 린다를 눈앞에서 보는 것 말고 무엇이 더 필요한가 말이다. 거기에다 몇 달 하고 끝나는 프로그램이 아니라 평생을 즐겁게 실천할 수 있다면 말이다.

그러나 과체중인 사람들은 배고픔과 싸워야 할뿐만 아니라, 각종 장애물을 만나게 된다. 좀 더 자세히 알아보자.

많이 먹는다고 살찌지 않는다

살찐 사람들이 날씬한 사람보다 더 많이 먹는다는 통념은 잘못된 것이라는 점을 분명히 해둔다. 비만인은 마른 사람에 비해 순환대사가 '지나치게 효율적'(같은 상황에서 칼로리를 덜 소비하는 것이 효율적이라고 가정하면)이기 때문에 살이 쉽게 안 빠진다는 점을 알아야 한다. 몸 안에서 똑같은 일을 하는데 칼로리가 덜 필요하다는 말이다. 물론 그들이 덜 활동적인 것도 사실이다. 바로 이런 점들 때문에 일반인에 비해서 비만인이 살을 빼는 것은 너무 힘든 일이다. 아무리 칼로리를 계산하면서 음식을 먹어도 소용없다.

내가 검토해본 논문 중에서 6개는, 살찐 사람과 일반인들의 섭취 칼로리가 크게 차이가 없었다. 또한 5개의 논문에서는 비만인이 일반인보다 칼로리를 훨씬 덜 섭취한 것으로 나타나 나 자신도 많이 놀랐다.

이 결과들은 무엇을 의미하는가. 비만인이 일반인에 비해 같은 대사기능을 할 경우에도 칼로리를 덜 소비한다는 것을 말한다. 바로 이런 이유 때문에, 두 그룹이 같은 신체활동을 하더라도 비만인의 살이 더 조금씩 빠지는 것이다.

에너지대사율이 핵심이다

인간의 역사는 충분한 식량을 확보하기 위한 전쟁의 역사라고 보는 것이 맞다. 따라서 우리 몸은 세포를 효율적으로 사용해서 굶주림에 대비하도록 진화해 왔다. 우리 몸속에 있는 100조개의 세포들은 가능하면 칼로리 소비를 줄여서 효율적으로 작동한다. 이런 몸의 시스템 때문에, 우리 인류는 700만년을 굶주림과 기근에서 살아남아 오늘날까지 개체수를 늘릴 수가 있었다.

그러나 우리는 오늘날 지나치게 먹는 경향을 보인다. 우리의 삶을 작동하는데 불필요하게 많은 칼로리(특히 지방)를 섭취하고 있다. 저속한 공장식 식품업계는 우리 인간의 몸무게를 늘려 그들의 자본을 살찌우고 있다. 우리 현대인들은 인간 진화의 장점(효율적인 신진대사)을 장애물로 만들고 말았다. 너무나 많은 칼로리를 몸속에 구겨넣고 있으니 말이다.

세포의 신진대사가 종족마다 서로 다르다는 것은, 어떤 집단에게는 축복이지만 어떤 집단에게는 저주일 것이다. 연구결과에 의하면 같은 종족 간에도 신진대사의 효율성이 유전적으로 다르다는 것을 밝히고 있다. 입양된 아이의 몸무게는 양부모보다 생리학적인 원래 부모와 유사하다는 연구결과도 있다.

에너지대사율(휴식기간 중에 칼로리를 태우는 정도)은 가족에게 유전되는 것으로 알려졌다. 비만인의 이러한 효율성은 몸의 열을 유지하는 능력에까지 확장된다. 같은 온도에서 비만인은 정상인보다 열을 덜 손실하는 것으로도 나타났다.

비만인과 정상인 사이에는 또 다른 차이점도 분명히 존재한다. 예를 들어 비만인이 음식에 대한 시각적, 후각적, 청각적 자극에 훨씬 민감하다. 혈중 인슐린의 반응을 통해 연구한 결과였다. 그러나 비만인이 정상 체중이 되었을 때는 과거의 과도한 반응이 현격히 줄어들었다.(인슐린은 지방이 지방세포에 남아있게 하고 도망가지 못하게 하는 역할을 한다. 5장을 다시 한 번 참고하기 바람)

뚱뚱하면 살을 빼기 더 힘든 이유

그런 인체의 효율성 때문에 비만인이 살을 뺄 때 문제가 더 복잡해진다. 1장에서 지적했듯이, 살을 빼기 위해 칼로리를 제한하면 할수록, 우리 몸은 몸무게를 늘리고 칼로리를 더 효율적으로 붙들려고 노력한다. 계속되는 기근으로부터 살아남으려는 진화론적인 산물인 셈이다. 휴식을 취하고 있을 때는 칼로리 소모가 낮아진다. 칼로리와 에너지를 조금씩만 태운다. 위장 또한 음식물을 흡수하는데 더 효율적이 된다. 이런 효율적인(같은 상황에서 칼로리를 덜 소비하는) 시스템을 이미 가지고 있는 비만인은 살을 빼기가 더 어려워진다.

비만인은 운동을 해도 칼로리를 적게 소비한다

누가 뭐라고 해도, 커다란 몸집을 움직이려면 비만인은 더 열심히 해야 한다. 일정한 거리를 걷든 뛰든, 마른 사람에 비해 에너지를 더 많이 써야 한다. 그런데 우리는 이런 생각을 하곤 한다. 걷거나 뛰고 있는 비만인을 만났을 때 '저 사람은 운동할 때 살들이 더 고생하니까 살이 더 많이 빠질 것'이라고 말이다.

그러나 불행하게도, 비만인은 운동을 할 때에도 경제적으로 움직여서, 똑같은 운동을 할 때의 마른 사람보다 칼로리를 덜 소비한다. 배구를 하는 10대 소녀들을 대상으로 한 연구를 보면, 살찐 여학생이 배구를 하는 동안에도 팔과 다리를 다른 여학생에 비해 덜 움직이는 것으로 나타났다.

뚱뚱하면 지방세포가 더 많을까?

몸에 있는 지방세포의 숫자 또한 살을 빼는데 장애물이 될 수 있다. 지방의 전체무게는 지방세포의 크기, 또는 지방세포의 숫자에 따라 달라질 수 있다. 고도비만인 사람의 경우 지방세포의 숫자가 더 많다. 그러나 보통 지방세포의 숫자는 유아기에 결정된다. 음식을 과도하게 섭취한 어린이는 지방세포 숫자가 늘어나서 성인으로 자라도 고도비만일 확률이 높다. 성인이 되면 지방세포는 '스펀지'처럼 변해서, 고지방 식품을 먹을 때 중성지방이나 지방산으로 채워진다. '스펀지'가 된 지방세포가 많을수록 지방은 더 빨리 흡수되고 더 오래 지방을 유지하는 경향을 띄게 된다.

비만은 유전일까, 환경일까?

이와 같이 가족력이 있는 유전적 요인들이, 살이 찌고 빠지는데 영향을 주었음은 분명하다. 그러나 이런 유전적 요인들 때문에 슬퍼할 필요는 없다. 다이어트에 여러 번 실패했다고 해서 불안해할 필요도 없다. 더 좋은 소식들이 기다리고 있으니까 말이다.

진실은 이것이다. 외모와 건강은 유전적인 요인뿐만 아니라 가족의 음식습관에 전적으로 달려있다. 음식은 유전보다 체중에 훨씬 더 영향을 끼친다. 집에서 기르는 강아지를 보자. 살찐 주인의 강아지는 더 비만인 경향이 있지만 전혀 유전하고는 상관이 없다. 살찐 남편의 아내도 역시 살이 쪄있을 가능성이 높다. 부부가 비만일 경우 그들의 부모와 자식들이 비만일 확률은 훨씬 더 높다. 질병과 환경의 연관성에 대한 연구 결과들이 이를 너무도 잘 보여준다. 대장암, 관상동맥 질환, 제2형 당뇨 등이 가족에 모두 있는 경우, 이것은 유전이 아니라 똑같은 음식습관을 가지고 있기 때문이다. 음식물의 내용이나 요리하는 방법이 모두 유사하기 때문이다. 프라이드 치킨과 치즈가 덕지덕지 달라붙은 피자를 좋아하는 뚱뚱한 부모의 자식 중에서 날씬한 자식들을 당신은 본 적이 있는가. 부모가 말랐든 뚱뚱하든 일반적으로 자녀가 닮기 마련이다. 마른 부모 밑에 뚱뚱한 자녀는 있을지언정, 뚱뚱한 부모 밑에 날씬한 자녀는 없는 것이 일반적이다.

수많은 연구결과들이, 유전학적으로는 도저히 설명할 수 없는 비만인의 강한 사회경제학적 연관성을 이미 증명하고 있다. 미국의 경우 소득이 낮을수록, 여성일수록 비만이 많다. 사회경제학적으로 비슷한 계층이 유전적으로 연관이 있다고 말할 수 있는 사람은 아무도 없다. 가령 중국, 한국, 일본인의 경우를 들어보자. 미국에 이민 온 그들은 그들 나라에서 먹어온 과일과 채소와 녹말음식들을 포기한 결과, 모두 날씬했던 몸을 잃어버렸고 미국인과 똑같은 질병으로 힘들어하고 있다. 모두 기름진 미국식 음식을 먹었기 때문이라는 것은 너무도 자명한 일이다.

유전적인 요인이 신진대사의 속도나 효율성에서 일정부분 역할을 하는 것은 인정한다. 그러나 어떤 유전형질을 가지고 태어났다고 하더라도, 탄수화물이 적고 기름진 음식을 먹게 되면 아주 쉽게 살이 찐다는 사실은 훨씬 더욱 자명하다.

최근의 재미있는 연구결과를 하나 더 소개한다. 성인이든 어린이든 비만인의 경우, 똑같은 칼로리를 소비하는데도 불구하고, 마른 사람에 비해 지방이 높고 탄수화물이 낮은 음식을 더 많이 먹는다는 사실이다. 여러 종류의 칩이나 쿠키를 먹게 했을 경우, 살찐 아이들이 지방이 더 많은 음식을 선호한다고 밝혀졌다. 다시 한 번 말하지만 칩이나 쿠키는 탄수화물이 아니라 밀가루에 합성향료와 트랜스지방을 적셔놓은 지방음식이다.

비만 연구학자들에 의하면, 비록 음식습관이 유사할 경우 비만에 대한 유전적인 특징이 개인마다 약간씩 다르다고 할지라도, 환경적인 영향(음식, 활동성, 외모에 대한 가치관) 등이 훨씬 더 비만에 영향을 주는 것으로 밝혀졌다. 아주 간단히 말하면, 비만은 유전 때문이 아니라 음식습관과 같은 환경 때문이라는 것이다.

당신은 굶을 필요가 전혀 없다

당신은 올가미에 갇혀 있는 짐승이 아니다. 당신은 자유인이다. 그래서 평생 지속가능한 방법을 선택했다. 우리는 온갖 장애물을 뛰어넘을 수 있고, 몇 주만 지나면 길거리를 활보하는 날씬한 사람들처럼 될 수 있다. 이것은 돈을 내고 무엇을 구입하는 상업용 다이어트가 아니다. 나는 병원을 뛰쳐나오면서 이미 돈을 포기했다. 어쩌면 나는 의사라는 자본주의의 꽃과 같은 직업을 버리고, 의료산업을 비난하는 내부고발자의 입장이 된 셈이다.

뉴욕에서 온 46세의 오렌Orrenn은 43kg을 감량했다. 노스다코다 North Dakota 주에서 온 67세의 프란시스Francis는 32kg을 감량했다. 노스캐롤라이나North Carolina 주에서 온 37세의 폴Paul도 무려 40kg을 감량했다.

오렌은 내 책을 읽고 다이어트를 시작했다. "몸무게가 무려 100kg까지 나갔어요. 혈중지방이 아주 높았고 고혈압도 심했어요. 마치 드럼통 같았죠. 벌써 7년째 녹말음식과 채소와 과일을 먹으면서 다이어트를 실천하고 있어요. 허리가 42인치였는데 지금은 26인치가 되었습니다. 외모가 20대 같다는 말을 가끔 들어요. 시간이 지나면서 더 엄격하게 실천하는 편이에요. 효과가 탁월하다는 것을 몸으로 느끼기 때문입니다."

프란시스는 내가 라디오 방송에서 인터뷰하는 것을 듣고 시작한 경우다. 당뇨병으로 진단받고 어찌할 줄 몰라 걱정하던 때였다. 그는 즉시 자연식물식을 시작했다. "7개월 만에 32kg이 빠졌고 6년째 똑같은 식생활을 실천하고 있죠. 혈당수치가 정상으로 돌아왔고 콜레스테롤은 127까지 내려왔어요. 약은 모두 끊은 지 오래되었습니다. 잔디를 깎고 정원의 나무를 가꾸어도 지금은 전혀 힘들지 않아요."

폴도 다르지 않았다. "우연히 서점에서 책을 읽다가 빠져들었죠. 이틀 후에 바로 자연식물식을 시작해서 9개월째 실천하고 있는데,

40kg을 빼서 지금은 81kg이 되었어요. 다이어트 시작 전보다 식사량은 늘었는데 허리는 12인치나 빠졌습니다."

자연식물식을 시작한 많은 사람들이 상업적인 정보들 사이에서 허덕인 것이 사실이다. 그러나 비만과 질병은 반드시 치유된다. 나를 믿고 실천했던 저 수많은 사람들을 보아라. 변화된 나와 내 친구들을 믿고 실천하길 바란다. 절대 굶을 필요가 없다. 과일과 채소를 먹고 녹말음식을 먹어라. 당신이 자연에서 방금 가져온 이것들을 먹는다면 배가 부를 때까지 마음껏 먹기 바란다. 이것이 전부다. 그러나 때로는 약간의 '사치'가 필요한 법이어서 가끔씩 먹는 아이스크림과 스테이크는 허락한다. 아주 '가끔씩'이라는 전제하에 말이다. 지나치게 엄격하면 금방 포기하곤 하는 당신을 위한 나의 처방전이다.

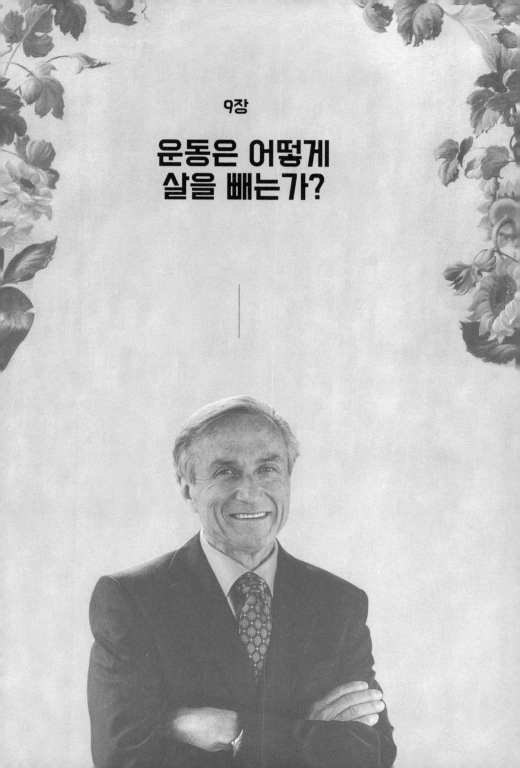

9장

운동은 어떻게
살을 빼는가?

믿지 않을 지도 모르겠지만 채소에는 우리가 활동하는데 필요한 단백질의 2~4배가 있다.

많은 연구결과들이 밝혀내왔다. 칼로리의 2.5%만 단백질에서 섭취해도 충분하다는 결과들

이 그것이다. 세계보건기구(WHO)는 전체 칼로리 중에서 5% 이하로 섭취해도 전혀 문제가

없다고 밝혔다. 당신은 세계보건기구의 말을 안 믿고 낙농업자의 말을 믿고 싶은가? 당신은

전 세계 석학들의 연구결과를 밀어내고 제약업자들을 믿을 것인가? 목축업자와 제약업자들

이 연구비를 지원한 연구결과를 믿을 것인가?

솔직히 말해서 우리 인간이라는 동물은 운동을 하면서 700만년 진화해오지 않았다. 얼룩말이 도망가는 속도를 높이려고 초원에서 달리기 연습을 하는 것을 당신은 본 적이 있는가? 초원의 사자가 얼룩말을 잡을 때 힘을 강하게 하려고 앞다리 근력강화 운동을 하는 것을 당신은 본 적이 있는가? 인간도 생존하기 위해서 살았을 뿐이다. 우리 인간은 먹을 것을 찾으러 이동하고 불을 피우기 위해 땔감을 모으는 등 노동을 통해서 근육을 단련해왔다.

　그러나 아쉽게도 우리는 그런 노동을 할 필요가 없는 시대에 살고 있다. 어쩔 것인가? 당신은 집 부근 마트에 배추가 있는데도 일부러 험한 산을 헤매어 야생배추를 찾으러 떠날 것인가? 스위치만 돌리면 불을 피울 수 있는데 뒷마당의 갈참나무를 몇 시간 동안 톱으로 잘라

내 요리를 할 것인가? 시대가 변했고 우리는 다른 방법을 찾아야 한다. 그래서 우리는 시간을 따로 내서 운동을 한다. 그렇게 하지 않으면 몸집은 하마처럼 큰데도 근육은 사라질 것이고 뼈는 가늘어질 것이며 살은 치렁치렁 늘어질 것이다. 어쨌든 몸은 움직여야 하고 운동을 해야 한다.

다이어트에도 많은 잘못이 있지만 운동에도 많은 잘못이 저질러지고 있다. '나는 할 수 있다'는 고전적인 방식으로 중압감에 억눌려 하면 반드시 실패한다. 일반사람들이 생각하는 것과는 정반대로, 다이어트 효과를 얻기 위해서 그렇게 힘들게 운동할 필요는 없다. 아궁이에서 불을 땔 때 장작이 음식이라면 부채는 운동이다. 지나치게 세게 부치면 불이 꺼질 수도 있고 팔이 아파서 계속할 수도 없다. 불이 활활 타도록 천천히 조용히 부치기만 하면 그뿐이다. 일주일에 4번(매일 연속으로) 정도 동네나 공원을 산책하기만 해도 큰 효과를 볼 수 있다. 약간 빠른 걸음이면 더 좋다. 얼마든지 즐겁게 운동할 수 있다.

누군가 당신에게 중압감을 주면서 운동을 시킨다면, 그 사람은 당신을 통해서 돈을 벌려는 사람일 가능성이 높다. 해병대 다이어트캠프나 헬스클럽 강사 등이 그들이다. 어쩌면 그들도 죄가 없다. 그 뒤에서 해병대 다이어트캠프와 헬스클럽을 운영하는 자본가일 것이다. 돈을 계속 굴러가게 하려는 자본주의의 논리가 당신을 조정하고 있다는 말이다.

물론 자연식물식을 실천하기만 하면 충분히 살을 뺄 수 있다. 그러나 운동과 병행하면 더 쉽게 더 빨리 빠진다. 바짝 마른 장작에 불만

부치면 저절로 불이 타오른다. 그러나 살살 부채로 부쳐주면 더 잘 타는 것은 당연하지 않은가. 가벼운 운동 뒤에 채소와 과일과 녹말음식을 먹는다면 살을 빼줄 뿐만 아니라 근육을 단단하게 해서 좋은 몸매를 갖게 할 것이다.

그러나 이렇게 증거가 많은데도 불구하고 미국인 중에서 정기적으로 운동하는 사람은 겨우 37% 정도 밖에 안 된다. 물론 에너지를 비축하고 칼로리를 소비하지 않으려는 인간의 본능도 공범이다. 당신은 다음과 같은 행동을 좋아할 것이다.

- '3보승차'라는 말이 있다. 3걸음 이상은 절대 안 걷는다는 말인데, 짧은 거리도 걷지 않고 습관처럼 운전한다.
- 주차할 자리가 있는데도 입구 가까운 곳에 하려고 시동을 켠 채로 기다린다.
- 절대 걷거나 계단을 이용하지 않고 엘리베이터만 이용한다.
- 절대 서지 않고 앉거나 눕는 것만 좋아한다.
- 절대 뛰지 않고, 산에 올라 본 적도 없다.

인간은 원래 식량부족사태를 대비해서 에너지소비를 줄이는 방향으로 진화해 온 것은 사실이다. 사실 우리가 운동할 때도, 빨리 돌아가서 앉거나 눕고 싶다는 심리적인 강요와 항상 갈등을 일으키는 것도 사실이다.

다이어트와 운동은 최고의 커플이다

둘은 아주 흥미로운 커플이다. 한 쪽이 다른 한 쪽을 더 효율적으로 만든다. 한 쪽에 기대어 있을 때보다 둘이 힘을 합칠 때 엄청난 힘을 발휘한다. 만일 저지방식을 먹으면서 운동을 한다면, 저지방식만 먹고 운동을 안 할 때보다 더 많은 칼로리를 소비한다. 당연히 살이 더 빠진다.

연구결과에 의하면 두 가지를 모두 병행하는 사람들이 채식습관을 훨씬 더 오래 더 즐겁게 유지하는 것으로 나타났다. 육체적인 변화 외에도, 분노와 스트레스를 가라앉히고 그것들을 조절하는 능력을 강화시켜준다.

운동은 또한 뇌의 화학적인 변화도 일으킨다. 20분만 뛰어도 뇌가 엔돌핀을 생성시켜 마치 모르핀을 맞을 때와 같이 '러너스 하이' Runner's High라고 불리는 쾌감작용이 일어나는 것으로 알려졌다. 이런 긍정적인 생리변화가 과거의 음식습관을 빨리 새로운 음식습관으로 대체시키는데 기여할 것이 분명하다. 고도비만인 사람은 한 걸음 걸을 때마다 일반인보다 더 많은 몸무게를 끌고 가는 셈이므로 칼로리 소모가 배가된다.

고탄수화물을 섭취하는 사람은 저탄수화물을 섭취하는 사람에 비해서, 똑같이 운동을 하더라도 분노와 스트레스를 훨씬 더 잘 조절하는 것으로 나타났다. 또한 운동은 심장의 효율성을 높여준다. 심장이 한 번 뛸 때마다 더 많은 피를 순환시켜 고혈압, 당뇨, 인슐린 저항성 등에도 약보다 효과가 높은 것은 이미 알려진 사실이다.

운동하기 전에 음식부터 바꿔라

당신이 기름진 음식을 많이 먹는 사람이라면, 운동 중에 심장에 문제가 생기거나 뇌졸중이 올 위험이 있다. 공원묘지에 가보면 '당신은 할 수 있다'라는 선전선동에 속아 운동을 하다가 심장에 이상이 생겨 돌 밑에 누워 있는 사람들이 많다. '당신은 할 수 있다'는 운동화 회사의 꼬임에 속아 마라톤을 하다가 '아무것도 할 수 없는' 시체가 되는 사람이 얼마나 많은가 말이다. 운동을 시작하기 전에 음식습관을 바꾸지 않으면 그 가능성은 커진다.

지방과 기름은 혈액세포가 서로 달라붙게 해서, 혈액이 세포로 보내는 산소량의 20%를 감축시킨다. 이처럼 산소의 양이 줄어들면 심장에 치명적인 영향을 준다. 운동할 때는 근육이 긴장을 해서 산소가 더 필요한데 이것이 힘들어지기 때문이다. 심장근육에 영양과 산소가 부족하면 가슴 통증이 와서, 심장마비와 심장부정맥Arrhythmias이 올 가능성도 있다.

가장 중요한 점은, 우리가 섭취한 동물의 지방이 혈액을 엉기게 만들어 심장마비를 일으키는 주범이라는 점이다. 우리가 동물의 포화지방을 많이 섭취할수록 혈액은 더 많이 더 빨리 서로 엉겨 붙는다. 이렇게 혈관에 엉겨 붙어서 굳어진 것을 혈전Thrombosis이라고 한다. 이런 혈전이 심장동맥에 발생하면 관상동맥혈전증이라고 부른다. 의사들에게 관상동맥혈전증은 심장마비와 동의어로 취급된다.

그러나 자연식물식을 실천하면 불과 5일 만에도, 위험한 혈관 질병들이 개선될 수 있다. 순환, 즉 몸의 조직에 혈액과 산소를 공급하는 일은 매우 중요한 일이지만, 우리가 상상하는 것보다 빨리 개선되어 본인들도 소스라치게 놀라곤 한다. 따라서 운동을 시작하기 전에 반드시 심장질환의 위험성을 음식으로 제거하길 바란다.

운동하기 전에 10~20분 정도 준비운동을 꼭 해야 한다. 가볍게 몸을 스트레칭해주는 것이 좋다. 근육을 풀어주는 것이다. 천천히 시작해서 강도를 조금 높였다가 처음의 강도로 돌아오는 식이다. 피부가 숨을 쉬기 편하도록 옷도 헐렁한 것이 좋다.

운동을 하면 살이 빠지는 이유

1. 운동은 칼로리를 태운다

우리가 섭취한 대부분의 칼로리는 심장, 간, 뇌와 같은 내부기관을 작동하는데 사용된다. 이렇게 기본적인 기능에 사용되는 비율을 기초대사율이라 부른다. 신체를 더 움직이면 기초대사율을 초과해서 칼로리가 소비된다. 바로 운동할 때다. 그 때는 단지 생존하기 위해 필요한 것 이상의 것이 필요하다. 운동을 시작하면 지방이 에너지로 소비된다. 살이 빠지기 시작하는 것이다.

2. 칼로리는 운동 후에도 태워진다

1.5km를 뛰었는데 겨우 100칼로리 밖에 소비하지 못한다면 당신은 실망할 것이다. 겨우 감자 한 개 정도의 칼로리이기 때문이다. 그러나 실망하기엔 이르다. 운동이 끝난 후에도 몇 시간 동안 에너지 소비가 계속되기 때문이다. 운동 후에도, 근육 내에 저장된 글리코겐을 대체하고 운동 중에 손상된 근육조직을 수선해야 하기 때문이다. 이러한 이유로 운동 후에도 계속해서 칼로리가 소비된다.

또한 운동은 기초대사율을 올린다. 앉아 있을 때에 비해서 더 높은 비율로 에너지를 태운다는 뜻이다. 연구결과에 의하면 80분을 계속 운동했을 경우 칼로리 소비가 12시간 동안 15% 증가한다. 그러나 아쉽게도 운동 후의 기초대사율은 쉽게 사라진다. 그래서 2~3일 정도 운동을 쉬더라도 다시 천천히 기초대사율을 올리는 운동을 할 필요가 있다.

이처럼 운동 후에도 칼로리가 소비되는 것은 유산소운동이 유일하다. 걷기, 달리기, 자전거타기, 댄싱, 농구, 테니스, 스키 등을 권장한다.

3. 운동은 '정체기'에 꼭 필요하다

2장에서 언급했듯이 우리가 다이어트를 할 때마다, 우리의 몸은 극한상황에 대비해서 신진대사를 조절하고 칼로리를 저장한다. 다이어트를 하는 사람들은 더 이상 살이 안 빠지는 '정체기'를 경험한다. 그래서 살 빼는 것을 포기하기도 한다. 결론은 명확하다. 음식 외에 변화가 필요한 것이다. 운동은 이런 정체기에 우리가 대응할 수 있는 훌륭한 대안이다.

4. 운동은 식욕을 억제한다

우리는 일반적으로 운동이 식욕을 증가시키는 것으로 알고 있다. 그러나 사실은 식욕을 줄여주거나 이전과 동일하게 유지시켜준다. 운동과 칼로리 흡수의 연관성을 연구한 7개 실험 중에서 5개의 실험에서 운동 후의 칼로리 흡수가 줄었음을 밝혀냈다. 운동 후에 식욕이 증가한 비만인의 경우에도, 칼로리를 태우는 것에 비해 칼로리 흡수가 줄어들었다. 따라서 운동은 아주 부드럽게 식욕을 줄여준다. 운동은 종종 배고픔의 메커니즘을 장기적으로 조절해준다. 바로 식욕조절중추Appestat를 조절해주기 때문이다.

미국임상영양학회지American Journal of Clinical Nutrition는 최근 다음과 같은 연구결과를 발표했다. 평균몸무게를 가진 20명의 남녀에게 5일 동안 계속해서 운동을 하게 한 후, 다음 5일 동안 계속 운동을 못하게 했다. 남자의 경우 운동기간 칼로리 흡수는 208칼로리가 늘었지만 신체활동 때문에 596칼로리를 소비했다. 결론적으로 388칼로리의 지방을 매일 운동으로 태운 셈이다. 여자의 경우 운동 중에 음식섭취는 늘지 않았지만 매일 382칼로리를 더 태웠다.

5. 운동은 인슐린을 줄여준다

5장에서 말한 것처럼 인슐린은 지방을 태우지 못하게 보호해주는 역할을 한다. 운동은 우리 몸의 인슐린 수치를 낮춰주므로, 몸속 지방이 지방세포에서 빠져나가 태워지도록 돕는 것이다.

6. 운동은 근육량을 늘린다

근육은 아주 활동적인 조직이다. 근육은 그냥 살아있게 하는 데에도 많은 칼로리가 필요하다. 근육이 움직이기 시작하면 당연히 칼로리는 더 소모된다. 지방세포는 말없는 학생 같아서 생존자체를 위한 칼로리의 소모가 거의 없다. 따라서 마른 사람이 살찐 사람에 비해 칼로리 소모가 많은 것이다.

살을 뺄 때 간혹 근육량도 줄고, 다이어트가 실패하면 지방이 증가한다. 특히 옵티패스트Optifast나 캠브리지 다이어트Cambridge Diet처럼 파우더로 된 단백질을 섭취하는 다이어트에는 근육량의 감소가 극심해진다.

운동을 하면 다이어트 기간에 근육을 보호해준다. 한 연구에서 성인들을 3그룹으로 나누었다. A그룹은 음식섭취를 하루 500칼로리 줄이고 운동도 시키지 않았다. B그룹은 운동을 시키고 500칼로리를 더 섭취하게 했다. C그룹은 음식을 250칼로리 줄이고 운동을 통해 250칼로리를 소비하도록 했다. 결과는 어땠을까. 체중의 변화는 모두가 비슷했다. 운동을 하지 않고 다이어트를 한 그룹은 근육량이 상당히 줄었지만, 운동을 병행한 사람들은 지방이 많이 줄고 근육량은 꾸준히 유지하는 것으로 나타났다.

당신은 근육량을 2배, 3배 늘릴 수 있다. 그러나 기름진 음식을 잔

뜩 먹고 움직이지 않는다면 고도비만이 되지 않을 방법이 없다. 파멸의 시간이 점점 가까워질 뿐이다.

운동은 일주일에 몇 번이 좋을까?

일주일에 3~4회만 운동해도 살도 빠지고 체지방도 줄어든다. 물론 자주 운동하면 더 쉽게 빠진다. 체중감량은 얼마만큼 운동하느냐에 달려있다. 90kg의 남자가 1.6km 정도 걸으면 100칼로리를 태운다. 같은 거리를 뛰면 150칼로리, 자전거로는 54칼로리다. 그러나 사람은 자전거를 보통 한 번에 멀리 다녀오므로 살을 빼는 좋은 운동임이 틀림없다.

심한 운동을 해도 살이 안 빠지는 이유

'나는 할 수 있다'는 통념을 운동할 때는 버려라. 이것은 자본가들이 당신의 피와 돈을 착취해가기 위해 만든 선전용 문구다. 당신은 80세에도 헬스클럽에 나가 죽을 힘을 다해 바벨을 들 수 있는가? 그것들은 지속가능한 방법이 아니다. 그것은 자연스러운 방법이 아니다. 할 수 없다는 말이 아니다. 그렇게 악쓰듯이 운동하지 말라는 말이다. 운동은 몸을 정반대로 만들 수도 있다. '죽자 사자'하면 반드시 역효과가 난다. 너무 힘이 들면 초기에 포기하기도 쉽다. '즐거워야 이긴다'라는 말이 있다. 즐겁게 먹고 당신이 좋아하는 운동을 즐겁게 하면 그만이다.

운동할 때 우리의 근육은 탄수화물과 지방에서 에너지를 빼내서 사용한다. 자기 힘의 60% 정도 운동하면, 탄수화물과 지방에서 각각 절반 정도의 에너지를 뽑아내 사용한다. 그러나 만일 강도를 높여서 90%로 올리면 에너지의 거의 대부분을 탄수화물에서 꺼내 사용하게 된다. 급한 사태가 왔다고 감지한 몸은, 탄수화물을 먼저 내주고 만약을 대비해 저장해둔 지방은 최후까지 지켜내기 때문이다. 결국 강도가 높아질수록 지방이 덜 소비된다는 뜻이다.

따라서 지방을 태우고 싶다면 중간정도 힘이 들고 지속가능한 운동이어야 한다. 운동이 너무 힘들면 살을 빼기도 전에 지쳐 쓰러질 것이 뻔하다. 당신도 이미 경험해보았지 않은가?

셀프테스트를 해본다

중간정도의 운동인지 아닌지 측정하는 쉬운 방법이 있다. 운동하면서 옆 사람과 대화를 할 수 있으면 그것이 딱 중간이다. 중간수준을 초과하면 운동 중에 옆 사람과 대화하기가 힘들어진다. 그 때 속도를 좀 낮추면 숨도 좀 안정되고 중간을 유지하게 된다. 걷거나 뛰거나 다른 운동을 할 때, 편안하게 옆 사람과 대화를 할 수 있는지를 측정법으로 삼으면 아주 쉽다. 기계를 이용하거나 수치를 동원하여 심박수Heart Rate를 측정, 적정운동인가를 판단하는 것은 피하는 것이 좋다. 그런 기계가 없을 경우에는 어쩔 것인가. 복잡한 수치나 계산법이 생각이 나지 않으면 어쩔 것인가. 나는 너무 쉽고도 편리한 셀프테스트를 적극 추천한다.

심한 운동보다는 운동시간을 늘려라

격렬하게 운동하는 것보다는 운동시간을 늘리는 것이 살을 빼는 데 더 효율적이다. 30분 운동하던 것을 10분만 늘려도 33%의 칼로리가 더 소비된다.

효율적으로 살을 빼려면 한 번에 300칼로리 정도를 소비하는 운동이 좋다. 이것은 걷기, 수영, 자전거를 천천히 40~60분 정도 운동하는 것에 해당한다. 20~30분 달리기를 해도 300칼로리가 소모된다.

물론 운동시간 및 강도가 에너지 소비를 결정한다. 그러나 에너지 소비의 원리는 운동의 종류에 따라 각각 다르다. 예를 들어 역도와 같이 짧고 강렬한 운동을 하게 되면, 에너지는 근육에 있는 글리코겐에서 에너지를 빼내어 사용한다.

유산소운동의 경우 긴 시간에 걸쳐 에너지가 소비되는 특성이 있다. 이 경우 근육은 혈관에 있는 지방산을 에너지를 사용한다. 근육이 잘 훈련될수록 지방은 더 많이 사용된다. 이 경우에 중간 정도의 운동이 비만을 예방하고 체중을 감량해준다.

더 오래 운동하면 저장된 지방을 더 많이 연료로 사용한다. 가장 좋은 예가 마라톤이다. 마라톤 초반에는 근육에 있는 글리코겐의 90~95%가 에너지로 사용되고 지방은 10%이하만 사용된다. 그러나 계속 달리면서 지방사용을 늘리고 탄수화물사용을 줄이면서 42.195km 결승점에서는 지방사용이 95%까지 늘어난다. 이것은 오래 운동할수록 지방의 소비가 상당히 늘어난다는 것을 증명하는 셈이다. 당신은 살찐 마라톤 선수를 보았는가?

천천히 시작해서 조금씩 늘려라

천천히 시작해야 부상을 예방할 수 있고 정신적인 실망감도 극복할 수 있다. 갑자기 운동하면 가슴통증, 근육경련 등이 발생할 수 있다. 운동이 끝나면 시작할 때보다 기분이 상쾌해진다. 운동이 익숙해지면 강도를 높여도 좋다. 고도비만의 경우 첫 주에는 평지를 하루 10분 정도만 걸어도 좋다. 익숙해지면 한 주에 10분 정도 늘려가다가, 최종적으로 1시간을 채우는 방법을 사용하는 것이 도움이 된다.

반드시 식사 전에 운동하라

이미 언급했듯이 운동은 식욕을 줄이는 경향이 있다. 고도비만의 경우 식욕이 조금만 늘어도 칼로리 섭취와 소비의 균형을 깨트리게 된다. 결국 아무리 운동해도 소용없다.

따라서 운동이 주는 식욕감소효과를 얻으려면 가능하면 식사 전에 운동하기 바란다. 연구에 의하면, 운동의 식욕감소효과는 강도를 증가시키고, 운동 후의 식사에서 그 효과가 두드러지는 것으로 나타났다. 유치원아동들도 점심시간 전에 운동을 시키면 음식섭취가 줄어든 것으로 보고되었다. 동물실험에 의하면, 운동의 식욕감소효과는 동물의 활동성을 높이고, 운동 후에 음식섭취가 더 줄어드는 것으로 나타났다.

유산소운동이 가장 좋은 이유

근육을 사용해서 연속적으로 하는 운동이 체중감량에 가장 좋은 운동이다. 걷기, 달리기, 사이클링, 수영, 테니스, 농구, 배드민턴, 마라톤, 스키 등은 모두 매우 효율적인 유산소운동이며 체중감량이 효과적이다. 연구에 의하면 이런 운동들은 같은 조건(기간, 횟수, 강도)에서는 살을 빼주고 몸매를 바꾸는데(근육과 지방의 비율) 거의 유사한 효과가 있다.

우리는 운동을 시작할 때 자기의 건강상태를 잘 살펴볼 필요가 있다. 관절염이 있는 사람은 운동을 제한할 필요가 있다. 관절염이 매우 심한 사람은 휠체어에 앉아서 손으로 하는 운동만 허락될 것이다. 관절염이 있고 고도비만인 사람들은 수영장에서 체조를 하는 것도 방법일 수 있다. 그러면 관절을 보호할 수 있다. 물의 부력이 관절의 충격을 완화시켜줄 수 있기 때문이다. 턱 밑 정도까지 물을 채운 수영장에서 체조를 하면 자기 몸무게의 90%정도 관절의 충격을 완화시켜준다.

웨이트 트레이닝의 장점

웨이트 트레이닝은 이제 더 이상 보디빌더들의 전유물이 아니다. 연구에 의하면 90세의 노인들도 이 운동으로 힘을 기르고 유연성을 찾을 수 있는 것으로 나타났다. 아래에 여러 이점들을 소개한다.

- 몸을 강하게 만든다.
- 몸을 날씬하게 만든다.
- 관절의 인대를 강화시킨다.
- 뼈의 밀도를 강화시킨다.
- 근육과 골격의 상처를 예방한다.
- 순환대사를 증가시킨다.
- 스태미나를 증가시킨다.
- 질병을 예방하는 HDL콜레스테롤 수치를 개선시킨다.

많은 운동선수들은 힘을 강화시키는 훈련이 골격근 조직에 손상을 주기 때문에 단백질이 더 많이 필요한 것으로 알고 있다. 그러나 이것은 과학적으로 전혀 증명되지 않은 사실이다. 사실 엄청난 근육을 가지고 있는 동물들(말, 코끼리, 하마 등)은 풀만 먹는 채식주의자다. 다른 동물의 근육을 절대 먹지 않는다는 말이다. 그러나 다른 동물을 먹는 동물들(특히 고양이처럼)은 동물의 왕국 전체 중에서 몸집이 그리 크지 않다. 악어는 단백질을 많이 먹어서 하마보다 몸집이

큰가? 사자는 동물을 죽이고 그 시체를 먹어서 얼룩말보다 큰가? 호랑이는 동물의 단백질만 먹어서 코끼리보다 덩치가 큰가 말이다.

근육을 자라게 하는데 필요한 단백질은 채식만으로도 충분하고 남는다. 이것은 매우 중요하다. 내가 수 십 년 동안 연구해온 과제다. 믿지 않을 지도 모르겠지만 채소에는 우리가 활동하는데 필요한 단백질의 2~4배가 있다. 많은 연구결과들이 밝혀내왔다. 칼로리의 2.5%만 단백질에서 섭취해도 충분하다는 결과들이 그것이다. 세계보건기구(WHO)는 전체 칼로리 중에서 5% 이하로 섭취해도 전혀 문제가 없다고 밝혔다. 당신은 세계보건기구의 말을 안 믿고 낙농업자의 말을 믿고 싶은가? 당신은 전 세계 석학들의 연구결과를 밀어내고 제약업자들을 믿을 것인가? 목축업자와 제약업자들이 연구비를 지원한 연구결과를 믿을 것인가? 당신은 수억 수십억 원을 받고 예정된 결과물을 양심도 없이 만들어내는 장사꾼 의사의 말을 믿을 것인가, 연구결과에 돈을 받지 않는 WHO의 말을 믿을 것인가? 당신이 직접 선택하기 바란다.

그렇다면 채소에 얼마의 단백질이 들어 있다는 말인가? 감자 11%, 옥수수 12%, 오렌지 8%, 꽃양배추 40%의 단백질이 들어 있다. 모두 완벽한 단백질이다. 모두 필수아미노산이라는 말이다. 여기에 설탕이나 지방을 추가해서 미국식단으로 만들어 먹더라도 단백질은 12% 정도다. 자연식물식에서 권장하는 것과 유사하다. 만일 당신이 의심이 많아서 믿지 못하겠다면, 콩류를 더 많이 섭취하기 바란다. 콩은 전체 칼로리 중에서 28%의 단백질을 제공한다. 이는 소고기와 비슷한 비율이다.

먼저 언급한 바와 같이, 초과 흡수된 단백질은 몸에 각종 나쁜 영향을 미친다. 왜 고기를 많이 먹는 서구인들에게서는 몸에서 역한 냄새가 나고, 채식을 주로 하는 아시아인에게서는 냄새가 나지 않는지 생각해보라. 초과 단백질은 요산 및 암모니아 등 각종 부산물을 몸 밖으로 밀어낸다고 말한 바 있다. 나는 몇 십 년 동안 수없이 많은 양심적인 학자들과 함께 이 말을 외쳐왔다. 이것은 통념이 아니고 진실이다. 동물성 단백질은 당신을 병들게 해서 죽게 한다.

부위별 다이어트라고?

요즘 부위별 다이어트가 유행하고 있다. 신체의 일부분에 있는 지방을 특정한 운동으로 뺀다는 말이다. 가령 윗몸일으키기로 뱃살을 뺀다는 식이다. 그러면 뱃살은 빠지고 유방은 그대로 유지한다는 말인데 해괴망측한 이론이다. 부위별 감량은 불행하게도 어떤 연구결과도 발표된 적이 없다. 한 쪽 팔을 더 많이 사용하는 테니스 선수의 양쪽 어깨를 비교한 결과, 지방함유량은 동일했다는 연구결과는 무엇을 의미하는가?

운동은 몸속 지방의 순환대사를 자극해서 활성화시킨다. 지방이 많이 축적된 곳에서 지방이 많이 빠진다. 그러나 우리의 목표는 전체 지방을 감량하는 것이다. 엉덩이와 어깨에 있는 피하지방은 부위별 다이어트의 먹잇감이다. 그러나 많은 연구결과에 의하면, 몸의 다른 부위에서 살이 빠지는 속도와 똑같이 빠지는 것으로 밝혀졌다.

일일 운동계획은 이렇게 세워라

1. 하루에 30분만 일찍 일어나서 TV를 보지 말고 운동을 하라. 시간을 정해놓고 운동복으로 갈아입고 밖으로 나가라. 스스로에게 약속을 지켜라.

2. 돈을 들여 특별한 프로그램에 참여하지 말고 생활 속에서 실천하라. 대형마트에서 차를 일부러 멀리 주차해놓고 걷는다거나, 엘리베이터보다 계단을 이용하라. 다른 운동에 비해서 시간당 에너지 소모량이 많은 등산도 권장한다. 전철이나 버스에서 앉지 말고 서 있는 습관을 들여라.

3. 특히 좋아하는 운동을 골라서 1주일에 4번 이상 즐기는 습관을 가져라. 공원이나 동네 걷기를 가장 먼저 권장한다. 자전거, 테니스, 수영 등도 좋다. 이런 운동은 돈이 전혀 들지 않고 삶의 질을 올려줄 것이다.

4. 강력히 추천하지는 않지만 때론 운동기구를 사는 것도 동기부여 측면에서는 권할 수 있다.

5. YMCA, YWCA, 헬스클럽에 가입할 수도 있다. 또한 각 대학이나 공공기관에는 저렴하게 즐길 수 있는 프로그램들이 마련되어 있다.

6. 운동하는 친구를 사귀어라. 몸이 나른해질 때 특별히 동기부여가 될 것이다.

7. 댄싱 또한 훌륭한 유산소운동이다.

8. 산악회나 하이킹클럽에 가입하라. 아름다운 자연을 구경할 수도 있고,

사회적 관계도 맺으면서 체중을 감량할 수 있다.

9. 건강수첩을 만들어라. 오늘의 운동을 기록으로 남기는 것도 필요하다. 몇 km를 걸었으며 몇 분간 뛰었는지 기록해두면 나중에 그것과 몸의 변화를 비교해볼 수 있다. 또한 콜레스테롤 수치, 혈압, 몸무게 등을 같이 적어서 어떻게 변화했는지 살펴보라. 날씬해진 몸매에 맞는 새 옷을 사 입을 때 충족감이 최대로 올라갈 것이다.

당신의 몸은 당신에게 지금 살을 빼고 근육을 강화해달라고 요구하고 있다. 그러기 위해선 걷고, 자전거를 타고, 수영을 하고, 뛰고, 산을 올라야 한다. 당신이 좋아하는 것을 선택해서 700만년 진화해온 몸의 요구에 반응해야 한다. 그 요구를 묵살한다면 엄청난 몸의 변화와 새로운 인생을 바로 앞에 두고 포기하는 셈이다. TV연속극에 영혼을 팔리고, 치킨을 먹고 맥주를 마시며 서서히 병들어 갈 것이다.

The MacDougall
Program
for
Maximum Weight Loss

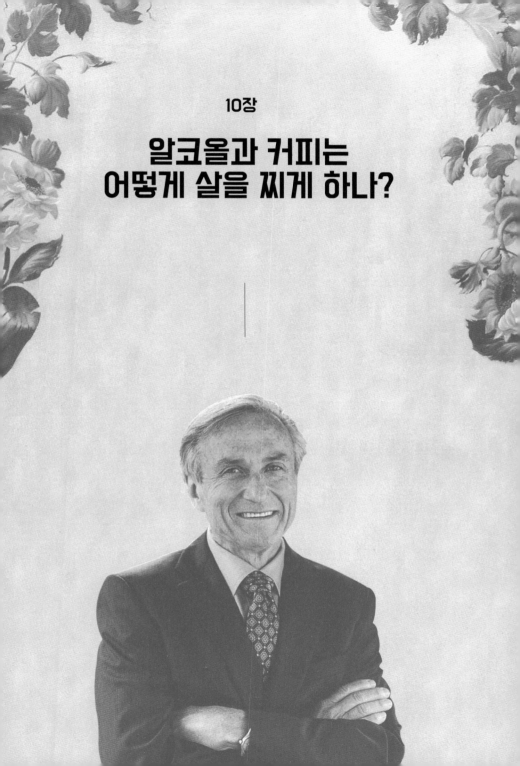

10장

알코올과 커피는
어떻게 살을 찌게 하나?

알코올은 기름진 음식을 더 끌어당겨서 다이어트에 대한 당신의 노력을 깨트려버린다. 술을 마시면서 신선한 채소를 먹는 사람은 드물다. 술이 독하기 때문에 중화시키기 위해서 당신은 저절로 고기를 먹게 된다. 그래서 동양의 승려들이 '술과 고기'를 금하는 것이다. 당신이 아무리 금욕주의자라고 해도 술 한 잔 마시는 순간 고기를 찾게 될 것임은 자명한 일이다.

당신이 평소에 커피와 술을 마시는 사람이라면, 그것들이 우리 외
모와 건강에 어떤 작용을 하는지 알고 싶을 것이다. 어떤 사람이 커
피나 술을 마시고도 멋있어 보이는 이유는 광고에서 유명인사를 보
여주기 때문이다. 그러나 이것에 중독되어 있는 사람들에게는 커피
와 술이 그들의 삶을 황폐하게 만든다. 나는 이 두 형제를 절대 추천
할 수 없다. 많은 상업용 미디어에서는 조금씩 먹는 것은 오히려 건
강에 좋다고 선전한다. 과연 그럴까. 하나씩 알아보자.

알코올은 칼로리의 농축물이다

　14세 이상 미국인의 1년 평균 음주량은 순수 알코올로 따져서 10

리터 정도다. 알코올 1g당 7칼로리(Kcal)이므로 칼로리만 따져서 1인 당 1년에 71,232칼로리를 흡수하는 셈이다. 만일 이 칼로리가 모두 지방으로 전환된다면, 1년에 1인당 9kg의 살이 찌게 된다. 미국인의 1/3은 술을 마시지 않으므로, 술을 마시는 사람은 실제는 12kg 이상 몸무게가 늘어나는 셈이다.

술을 마시면 살찌는 이유

와인이나 맥주 한 잔은 알코올 1g당 겨우 7칼로리에 불과하지만 알 코올은 여러 가지 방법으로 살을 찌게 한다. 알코올은 몸의 인슐린수 치를 올려서 장의 당 흡수를 자극한다. 지단백분해효소[PL]라고 불리는 효소를 활성화시켜, 지방이 지방세포에 쌓이는 요인이 된다. 인슐린은 또한 지방세포에서 지방이 분해되는 것을 차단하는 역할을 한다.

칼로리와 대사순환의 부정적인 측면보다 더 중요한 것은, 알코올 이 먹는 음식과 올바른 신념을 엉망으로 만든다는 데에 있다. 알코올 은 기름진 음식을 더 끌어당겨서 다이어트에 대한 당신의 노력을 깨 트려버린다. 술을 마시면서 신선한 채소를 먹는 사람은 드물다. 술이 독하기 때문에 중화시키기 위해서 당신은 저절로 고기를 먹게 된다. 그래서 동양의 승려들이 '술과 고기'를 금하는 것이다. 당신이 아무리 금욕주의자라고 해도 술 한 잔 마시는 순간 고기를 찾게 될 것임은 자 명한 일이다.

알코올은 지방분해를 방해한다

알코올의 칼로리는 좀 복잡하다. 또한 그 자체만으로는 반드시 비만을 일으키지는 않는다. 사실 많은 알코올중독자들은 살이 찌지 않았다. 특히 여자의 경우 알코올을 마시는 사람이 그렇지 않은 사람에 비해 날씬한 것으로 밝혀졌다.

한 병원의 실험에서, 56명의 알코올중독자에게 2,600칼로리를 먹게 하고 추가로 1,800칼로리의 알코올을 제공했다. 결과는 놀랍게도 알코올을 마시지 않은 사람보다 체중이 늘지 않았다. 다른 연구에서는 적당한 식사 외에 2,000칼로리의 알코올을 추가했는데도 체중이 늘지 않았고, 2,000칼로리의 초콜릿을 먹은 사람에게서 오히려 체중 증가를 보였다.

알코올은 음식물 섭취를 통해 얻은 칼로리를 내보내는 성질이 있다. 또한 에너지로 즉시 태워 없앤다. 알코올이 지방으로 전환되려면 엄청난 에너지를 필요로 한다. 에너지를 소비한다기보다는, 초과된 칼로리를 열로 태워 없앤다. 이 때문에 알코올은 칼로리가 높음에도 불구하고 지방으로 전환되지 않는 것이다.

그러나 문제는 알코올과 지방을 함께 섭취했을 때 일어난다. 그러니까 술과 고기를 함께 먹을 때 일어난다는 말이다. 알코올은 지방이 지방조직에 안착하게 하고 지방을 태우는 것을 방해한다. 따라서 알코올은 살을 빼려는 당신의 시도를 좌절시킨다. 당신이 계속해서 알코올과 지방을 섭취한다면 알코올의 칼로리는 육체활동과 신진대사로 사용되겠지만, 지방은 지방조직에 차곡차곡 쌓일 것이다. 당신이 음식물로 섭취한 지방은 바로 즉시 지방세포로 전환된다는 점을 명심하기 바란다.

만일 고탄수화물 음식과 함께 알코올을 섭취한다면, 저지방 식사는 살이 안찌기 때문에, 지방으로 저장되지 않고 열로 태워 없어질 것이다. 사실 고탄수화물과 알코올을 함께 섭취하면 살이 빠진다. 알코올의 순환대사에는 열이 필요하기 때문에 에너지 소비량이 증가하는 것이다. 그러나 술을 마시면서 찐 감자를 먹는 사람이 있을까. 안주로 통곡물과 채소와 과일을 먹는 사람이 과연 얼마나 될까.

알코올을 끊었지만 살이 찌는 것을 걱정하는 사람은 저지방식, 그러니까 고탄수화물 식사가 아주 중요하다. 각종 연구결과에 의하면, 과도한 알코올섭취 때문에 생긴 각종 현상(알코올성 간염, 간경변증, 영양결핍)은, 과일과 채소와 녹말음식을 주로 먹는 사람들에게는 발생하지 않는 것으로 밝혀졌다.

커피가 날씬하게 만든다고?

사실 커피를 마시면 살이 빠진다. 카페인과 같은 화학성분이 식욕을 감퇴시키기 때문이다. 일반적으로 커피를 마시면 속이 안 좋아서 식욕이 줄고 결국 살이 빠진다. 그러나 식욕감퇴는 평생의 건강을 위협하는 거식증의 원인이 되기도 한다.

1915년 이후로 카페인의 섭취는 대사순환율을 높이는 것으로 알려져 왔다. 사실 2잔 정도의 커피(블랙커피의 경우)는 3시간 동안 몸의 대사순환을 높인다. 카페인을 섭취하면 지방세포에서 지방을 떼어 놓는 효과를 보여, 지방을 혈관 속으로 2배나 늘린다. 이 지방은 결국 태워 없어진다. 이처럼 지방을 태우는 커피의 효과가 카페인의 가장 좋은 역할이다. 비만인 보다는 날씬한 사람에게 더 효과를 보인다.

카페인은 열을 발생시켜서 에너지의 소비를 늘린다. 한 연구에 의하면 커피 한 잔의 카페인은 대사순환율을 150분간 3~4% 정도를 늘려준다. 계속해서 12시간 동안 2시간마다 카페인을 섭취한다면 에너지 소비는 8~11% 증가한다. 이것은 150칼로리 정도에 해당한다. 매일 커피를 계속해서 마시면 체중감소를 촉진시키는 것은 사실이다. 하루 150칼로리면 한 달에 500g의 지방을 뺄 수 있는 셈이다.

커피는 자율신경계를 자극해서 인슐린의 활성화를 약화시키고 단기적으로 살이 빠지게 만드는 것은 사실이다.

커피가 과연 살을 빼줄까?

우리는 커피를 마실 때 설탕과 크림을 함께 넣어 마신다. 우리는 커피를 마실 때 콜레스테롤과 지방이 듬뿍 들어간 쿠키나 케이크를 함께 먹는다. 물론 사람마다 다르긴 하다. 그러나 과체중의 사람들은 커피를 더 많이 마시는 경향이 있고, 녹말음식 및 채소와 과일을 덜 먹는 경향이 있으며, 알코올을 더 마시는 경향이 있다. 물론 커피 자체에는 칼로리가 없다. 그러나 설탕 한 스푼에는 16칼로리가 있고 크림 한 스푼을 넣을 때마다 20~40칼로리가 추가된다. 거기에다 지방 가득한 쿠키와 도넛이 추가되는 것이다.

커피의 화학성분들은 위벽을 자극해서 음식을 더 많이 먹게 한다. 특히 위벽을 자극해서 나오는 위산은 더 배를 고프게 만든다. 커피를 자주 마시는 사람들은, 커피를 마실 때 정신은 또렷해지지만 속은 약간 쓰린 경험을 하게 되는데 이것을 중화시키기 위해서 음식을 먹게 되는 것이다.

카페인이 없는 커피도 똑같이 과도한 위산을 만들어낸다. 커피의 카페인을 없애기 위해서 화학첨가제를 사용한다는 사실을 아는 사람은 거의 없다. 그 화학물질을 중화시키기 위해서 더 많은 음식이 필요하다는 것은 너무도 당연한 사실이다.

쾌락은 대가를 치러야 한다

커피는 서구사회 뿐만 아니라 전 세계적으로 대중적인 음료가 되었다. 술, 담배와 함께 법적으로도 문제될 것이 없다. 커피는 사람의 정신을 깨우기도 하지만 신경을 예민하게도 한다. 부수적으로 콜레스테롤을 높이고 소화불량 및 설사의 원인이 된다. 카페인은 커피 한 잔에 103mg, 녹차 및 홍차는 36mg, 콜라는 40mg 정도가 함유되어 있다.

카페인은 또한 혈압 및 심장박동을 높인다. 심장병이나 고혈압 또는 약을 먹는 환자들은 이런 자극적인 음료를 피해야 한다. 이처럼 체중감소효과를 주는 음료들은 반드시 그 대가를 치르게 되어 있다. 나는 개인적으로 절대 추천하지 않는다.

자연식물식이란 무엇인가? 자연에서 가져온 식물을 있는 그대로 먹는 것이다. 과일과 채소는 그대로 먹고 통곡물에만 열을 가해서 먹는 방식이다. 자연에서 가져와 공장에 들어갔다가 온갖 화학물질을 첨가해서 실려 나온 공장음식은 절대 추천하지 않는다.

The MacDougall
Program
for
Maximum Weight Loss

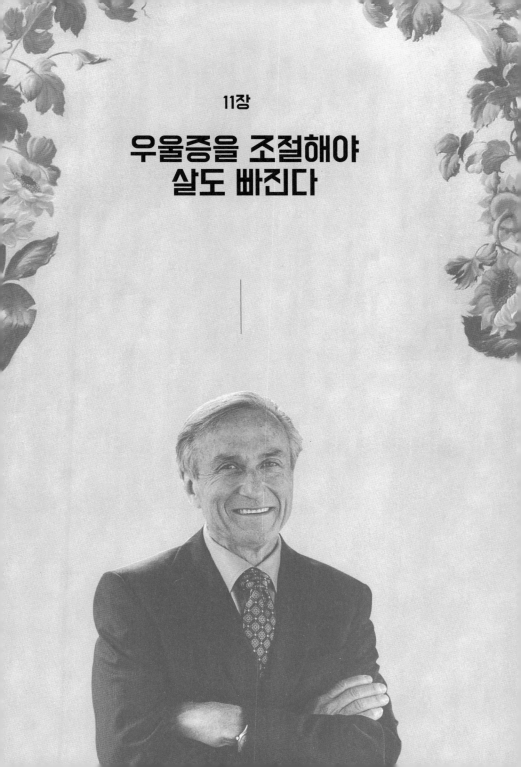

11장

우울증을 조절해야
살도 빠진다

자연식물식으로 완전히 식단을 바꾼 사람들은 수면시간이 줄었다고 이구동성으로 말한다.

첫째로 살이 빠졌고, 둘째로 컨디션이 좋아졌고, 셋째로 조금만 자도 푹 자게 된다는 것이

다. 고기, 계란, 생선, 우유 등은 소화가 힘들어 잠을 자면서도 몸을 힘들게 한다. 기름진

음식을 먹으면 잠을 오래 자도 몸이 개운하지 않다. 이런 음식들은 소화시키느라 위와 장에

서 2~3일 동안 머무른다.

우리는 때때로 감정상태에 따라 음식을 먹는다. 인간은 음식으로 보상을 받기 원하는 전통을 오래 동안 가져왔다. 성공을 축하할 때는 잔치를 벌이기도 하고 편안하게 있고 싶을 때는 차를 마시기도 한다. 종교적인 행사에는 어쩔 수 없이 특정한 음식을 먹기도 하고 일정기간 금식을 하는데, 이럴 때 우리 몸에 생리적인 변화를 일으켜 마음을 경건하게 하기도 한다. 또한 어떤 사람들은 단지 우울함을 보상받기 위해서 음식을 먹기도 한다.

의학적인 치료가 필요한 심각한 우울증에 걸린 사람은 미국의 경우 약 6% 정도로 알려져 있다. 그러나 너무나 많은 사람들이 삶의 질을 떨어뜨리는 우울증을 겪고 있다. 우울증은 매우 심각한 문제로서, 그 숫자는 더 늘고 있는 현실이다.

나는 여기서 몇 가지 해결책을 내놓는다. 우울해질 때 더 먹고 싶어지는 사람들에게 제안한다. 물론 모든 비만인이 우울할 때 더 많이 먹는다는 말이 아니다. 비만인 대부분이 우울하다는 말도 더욱 아니다. 그러나 비만으로 맘고생이 심한 사람들은 감정적인 고통 때문에 실제로 많이 먹는다. 이때 이런 우울증을 효과적으로 처리하는 방법이 있다. 첫째가 음식을 바꾸는 것이고 둘째가 운동, 셋째가 수면이다. 운동요법은 다른 책에서 참고하기 바란다. 여기서는 음식과 수면이 어떻게 당신의 감정을 긍정적으로 변화시키는지 알아보자.

음식은 어떻게 마음을 변화시키는가?

우리는 어떤 음식을 먹으면 기분이 더 좋아진다는 것을 안다. 아이스크림과 초콜릿도 한 예가 될 수 있다. 그러나 우리 대부분은, 모든 음식이 우리 감정에 영향을 준다는 점은 잘 모른다. 음식은 감정에 변화를 주는데 그 속도는 놀랍도록 빠르다. 뇌는 음식 하나에도 금방 영향을 받는다. 땅과 바람과 햇빛과 물이 만들어준 과일 한 알만 먹어도 당신의 뇌기능은 아주 빠르게 영향을 받아 변화한다는 말이다.

그러니까 좋은 음식은, 당신의 우울한 마음과 낮은 자존감Self Esteem과 싸워서 이기는 무기라는 말이다. '당신이 먹는 것이 당신을 만든다'(You are what you eat)는 말이 바로 그 말이다. 무엇을 먹느냐에 따라 몸도 변하지만 마음도 변한다는 말이다. 나는 이 말을 '먹는 음식이 바로 당신이다'라고 아주 단순하게 표현하고 싶다.

과일과 채소와 녹말음식에 많이 들어 있는 탄수화물은 세로토닌 Serotonin 이라 불리는 신경전달물질을 만들어낸다. 세로토닌은 마음을 안정시키며 분노와 우울증을 가라앉히고, 단잠을 자게 하는 호르몬이다. 세로토닌은 또한 식욕을 가라앉히는 역할을 하므로, 우리가 추천하는 자연식물식은 과학적으로도 증명된 셈이다.

다시 한 번 말하지만 빵, 케이크, 과자, 라면, 국수와 같은 정제탄수화물은 우리가 추천하는 음식이 아니다. 이것들은 거의 기름과 설탕과 나트륨 등의 화학물질에 흠뻑 젖어 있고 인슐린을 급격하게 증가시켜 비만을 일으키는 공장음식이다. 탄수화물을 많이 먹으면 살이 찐다면서, 이 엄청난 공장음식을 탁자 위에 쌓아 놓고 손가락질하는 방송매체들을 보면 나는 또 다시 망연자실하지 않을 수가 없다.

몸이 좋아지면 마음도 안정된다

일반적으로 건강이 좋아지면 우울증도 사라진다. 질병에 따라오는 고통과 걱정은 아무리 체력이 강한 사람도 무릎을 꿇게 만든다. 그러나 건강이 좋아지면 마음뿐만 아니라 영혼까지 맑아진다. 어린 시절 울다 잠이 들었다 깨었을 때 개운한 몸과 맑은 가을하늘을 당신도 기억할 것이다. 약을 먹게 되면 대부분 우울증도 따라오는데 건강해지면 그런 걱정을 할 필요도 없어진다.

우울증을 가라앉히는 데는 자연식물식이 정답임을 다시 한 번 강조한다. 자연식물식을 처음 실천한 사람들의 가장 빠른 반응은 '살이 빠졌어요'이다. 그러나 그 말을 한 후 1주일이 지나면 대부분 같은 말을 한다. '살도 빠졌고 컨디션이 얼마나 좋아졌는지 몰라요'이다. 이 말은 내가 음식으로 사람들을 치료하기 시작한 40년 동안 거의 예외 없이 들어온 말이다. 음식을 바꾸는 것이 가장 빠른 방법이다. 그런 다음 운동을 시작하고, 술을 끊고 커피를 끊고 약을 끊는 일이다. 이런 것들은 먹을 때는 순간적으로 흥분시키지만 약기운, 술기운, 카페인이 가라앉으면 곧바로 우울증이 따라온다. 거기에다 수면까지 방해한다.

중간에 깨지 않고 푹 자는 법

잠을 푹 자는 사람은 우울증 약을 먹을 필요가 없는 사람이다. 수면은 하루 동안 뒤틀어진 몸과 마음을 자연상태로 되돌려 놓기 위한 치료의 시간임을 알아야 한다. 그냥 피로를 푸는 시간이 아니라 질병을 치료하는 시간이라는 말이다. 자세가 나쁜 사람은 몸을 뒤틀어 수면을 취함으로써 교정한다. 전문가들은 똑 바로 누워서 자는 습관을 들여야 한다고 말한다. 물론 틀린 말은 아니다. 그러나 걷거나 앉을 때 자세가 좋은 사람은 저절로 똑 바로 누워서 자지만, 그렇지 못한 사람은 몸을 뒤틀어 수면을 취함으로써 나쁜 자세로 인한 하루의 피로를 치료하는 것이다. 이것이 수면의 철학이다. 우리 몸이 스스로를 교정하는 본보기로 수면자세보다 좋은 것은 없다.

그러나 지나치게 오래 잠을 자면 우울증 같은 정신적 장애의 원인이 된다. 심리학적으로는 이것을 우울유발적 귀인Depressogenic Attribution이라고 부른다. 자신에 대한 책망이나 비난 등이 우울감을 갖게 만드는데 모든 잘못이나 우울한 감정을 자기 탓으로 돌리는 경향이 있다. 좀처럼 잠을 잘 못 이루기 때문에 늦게 자고 늦게 일어나는 경우가 대부분이다. 잠을 잘 못자는 우울증 환자들은 아침에 컨디션이 나쁘다가 저녁에는 점차 좋아지는 증세를 보이는데, 전 날 밤에 잠을 잘 못자서 생기는 증상이다.

나는 환자 몇 명에게 수면치료를 추천했는데 놀라운 결과를 보였다. 환자 중 한 명인 맥스Max는 최근에 은퇴한 70세의 남자였다. 갑자기 할 일이 없어진 맥스는 매일 잠자는데 시간을 보냈다. 잠을 많이 자면 피로도 풀리고 좋을 거라고 생각했다. 그러나 얼마 걸리지 않아서 그는 우울증을 보이기 시작했다. 그는 우울증이 은퇴 후에 오는 각종 생활의 변화 때문일 거라고 생각했다. 목적의식이 없어지고, 시간은 많은데 할 일은 적고, 자꾸 옛날 생각만 하고... 이런 것들 때문이라고 생각했다. 맥스의 정신과 의사는 그에게 항우울제인 프로작Prozac을 처방해주었다. 그러나 그 약을 복용한 후 그는 몸이 아프기 시작했다. 몸이 아파서 약을 계속 먹을 수가 없었다. 어두운 동굴에 갇힌 기분이 들었다. 마침내 그의 나머지 인생 전부가 우울증을 겪으면서 살지 모른다는 두려움까지 생겼다. 희망이 보이지 않았다.

2년 동안 우울증으로 고생하다가 맥스는 나를 찾아왔다. 나는 즉시 그를 수면프로그램으로 보냈다. 나는 그에게 수면시간을 매일 10시간에서 7시간으로 줄이고, 적응이 되면 6시간으로 줄이라고 충고

했다. 믿을 수 없는 일이 일어났다. 불과 이틀 만에 맥스의 우울증이 사라졌다. 그리고 은퇴 후의 새로운 사업에 대한 계획도 세우게 되었다. 그는 수면프로그램을 시작한 이후로 한 번도 우울증을 겪지 않았다.

최근에 나는 라디오 프로그램의 토크쇼에 참석해서 한 여자의 전화를 받았다. 그녀는 오랫동안 우울증을 앓고 있는데 어떻게 하면 좋겠냐고 물었다. 내가 하루에 몇 시간을 주무시냐고 묻자 '8~10시간'이라는 대답이 돌아왔다. '미인은 잠꾸러기'라는 프로그램에서 말하기를 '오래 자면 기분도 좋아지고 몸도 좋아진다'고 했다는 것이다. 나는 그녀에게 수면시간을 6~7시간으로 줄이라고 충고했다. 몇 주가 지나서 그녀는 다시 라디오 쇼에 전화를 걸어서 우울증이 사라졌다고 고백했다. 딱 한 번 우울했던 날이 있었는데, 남편이 알람을 해놓지 않아서 잠을 너무 오래 잔 날 뿐이라는 것이다.

오래 전부터 우리는 잠을 오래 자는 것이 좋다고 교육받아왔다. 건강을 유지하기 위해서는 하루에 8시간 이상은 자야 한다는 것이다. 그러나 그것은 걱정과 근심을 가지고 자느냐, 편한 마음으로 자느냐에 따라 달라질 수 있다는 것을 알아야 한다. 우리는 모두 그런 경험을 가지고 있다. 공기 좋은 숲속의 외딴집에서 걱정 없이 5~6시간 밖에 자지 않았는데도 몸이 가뿐했던 경험이 있을 것이다.

어린이는 성인보다 수면시간이 더 필요하다. 유아기에는 하루의 3/4을 잠을 자면서 지낸다. 어린이는 8~10시간 정도 잠을 자고, 임신부는 휴식을 위해 좀 더 많은 잠이 필요하다.

그러나 성인에게 8시간의 수면은 지나치다. 우리는 보통 5~7시간이면 충분히 피로를 풀고 기능을 회복할 수 있다. 어떤 사람은 5시간 이하로 자도 숙면을 취한다. 나이가 들어감에 따라 수면시간은 감소되는데, 3~4시간이면 충분하다는 노인도 보았다. 우리 몸이 원하는 시간보다 더 많이 자려고 하는 경우 불면증이 생긴다. 이 때 우리 몸은 더 자려고 하는 강요에 의해서 리듬을 잃게 된다.

자연식물식으로 완전히 식단을 바꾼 사람들은 수면시간이 줄었다고 이구동성으로 말한다. 첫째로 살이 빠졌고, 둘째로 컨디션이 좋아졌고, 셋째로 조금만 자도 푹 자게 된다는 것이다. 고기, 계란, 생선, 우유 등은 소화가 힘들어 잠을 자면서도 몸을 힘들게 한다. 기름진 음식을 먹으면 잠을 오래 자도 몸이 개운하지 않다. 이런 음식들은 소화시키느라 위와 장에서 2~3일 동안 머무른다. 그러나 과일과 채소와 녹말음식으로 된 저녁을 먹고 잠을 자보시라. 5시간만 자도 왜 몸이 가뿐한지 그 이유를 알게 될 것이다. 새벽의 쾌변은 살, 컨디션, 짧은 잠에 이어 네 번째로 받게 되는 선물이다.

수면시간을 줄이면 우울증이 사라진다

1969~1990년 사이에 13개국 1,700명의 환자를 대상으로 광범위한 연구가 펼쳐졌다. 이 연구결과 61편의 논문이 발표되었는데, 수면을 박탈한 다음날에 우울증 증세가 감소한 환자가 59%라는 결과가 나왔다. 내인성우울증Edogenous Depression으로 진단받은 환자의 67%가

수면박탈에 긍정적인 효과를 보였다. 월경전증후군과 같은 일반적인 증상에도 수면박탈요법이 효과를 보이는 것으로 나타났다.

하룻밤 내내 깨어 있으면 전날 밤에 있었던 우울증은 말끔히 씻겨 나간다. 보통 하룻밤만 지나도 완전히 사라져버린다.

수면박탈의 개선된 효과가 몇 주 동안 지속된다고 많은 사람들이 증언한다. 우울증이 다시 생기면 잠자는 시간을 몇 시간만 줄여도 효과가 있다는 것이다. 또한 하룻밤만 지나치게 자도 우울증이 재발하기도 하고, 30분만 더 자도 우울증이 도진다는 예민한 환자도 보았다.

지금 우울하다면, 오늘 잠을 줄여보라

수면시간을 조절해서 우울한 감정을 치료하는 이 방법은 우울증이 심한 사람에게만 해당하는 것은 아니다. 우울증이 없는 보통사람에게도 좋은 효과를 보이는 것으로 연구결과는 발표하고 있다. 지금 이 책을 읽고 있는 당신이 우울증이 없다고 하더라도 새로운 기분을 갖게 한다는 의미에서 실천해보는 것도 좋다.

효과를 극대화하기 위해서 밤새 깨어 있을 필요는 없다. 어떤 사람에게는 부분적 수면박탈이 완전 수면박탈처럼 매우 효과적인 경우도 있다. 연구에 의하면, 잠자는 시간을 계속 늦추는 것보다 새벽 2시부터 저녁 10시까지 깨어 있는 것이 더 효과적인 결과를 보였다. 부분적으로 수면을 취하는 방식도 있는데, 4시간 정도면 하루의 피로를 푸는데 충분하다. 꾸준히 2~5일에 한번씩 4시간만 수면을 취하는 방식을 택하면, 오랫동안 우울증에서 벗어날 수 있다. 감정을 조절해서 우울증을 고치고 싶은 사람에 한해서 이 방법을 권한다.

이처럼 수면요법은 사람마다 다 다르게 적용된다. 몇 번의 시도와 실패를 맛보고 자기 자신의 수면습관을 관찰한 후에 맞는 방법을 찾을 수 있다. 적게 자서 효과를 볼 수도 있고 피로감을 느낄 수도 있다. 균형 잡힌 시간을 잘 찾아서 치료해보기 바란다.

지금 우울하다면 오늘 저녁 1~2시간 잠을 줄여보길 권한다. 적응하는데 하루나 이틀이 걸릴 수도 있다. 그러나 그 이후 우울증이 개선되는 것을 느끼게 될 것이다. 피로감을 고려해서 30분에서 1시간을 더 넣을 수도 있고 뺄 수도 있다.

기분 좋아지는 삼형제

자연식물식, 수면요법, 운동, 이 셋은 우리 감정을 강력하게 조절해준다. 이 삼형제는 서로 서로 효율성을 높여준다. 자연식물식과 운동을 결합하면 수면요법의 효율을 높여준다. 또한 수면요법은 자연식물식과 운동을 강화시켜준다. 무엇보다도 돈이 안 들고, 약을 먹을 필요도 없으며, 가장 빠른 결과를 보여준다.

그러나 불행하게도 이런 방법들로 나는 돈을 벌 수 없다. 그러나 이러한 방법은 세계 모든 사람들의 주목을 받고 있으며 내게 어느 정도 명성을 주었다. 살아오면서, 진리는 항상 돈과 멀리 있다는 사실을 깨닫게 되었다. 누군가가 당신의 고통을 치료하거나 위로하기 위해서 돈을 요구한다면 그것은 진리가 아닐 가능성이 높다.

만일 하늘나라에 가기 위해서 돈이 든다면 그 종교는 가짜일 가능성이 높다. 만일 당신의 몸을 고치기 위해 돈이 든다면 그것도 가짜다. 의사인 내가 왜 이런 말을 하고 있을까. 나는 오래 전에 칼을 들고 수술한 다음 당신의 몸속에 화학약품을 쏟아 붓는 것을 포기했다. 그런 방식으로는 아무것도 할 수 없다. 그것은 자연의 방식이 아니며 신의 방식도 아니다. 그런 방식은 시간이 지나면 그 병을 다시 악화시킬 뿐이다. 그런 방식은 엄청난 당신의 돈을 의사들에게 기부하는 일이며 의료산업을 살찌우는 일이다. 그들이 돈을 벌어 행복해질수록 당신은 더욱 불행해질 것이다.

여기에 소개하는 방식들은 의료산업이 아닌, 당사자 바로 당신을 위한 방식들이다. 여기에는 아무런 돈도 들지 않는다. 당신이 지금 실천만 하면 된다. 새로운 생명이 기다리고 있다. 먼저 뚱뚱한 몸으로 18살에 중풍까지 걸렸다가 돈 버는 의사를 포기한 내가 그 증거이고, 40년 넘게 나와 동지의식을 가지고 새 생명을 찾게 된 수많은 친구들 또한 그 증거다.

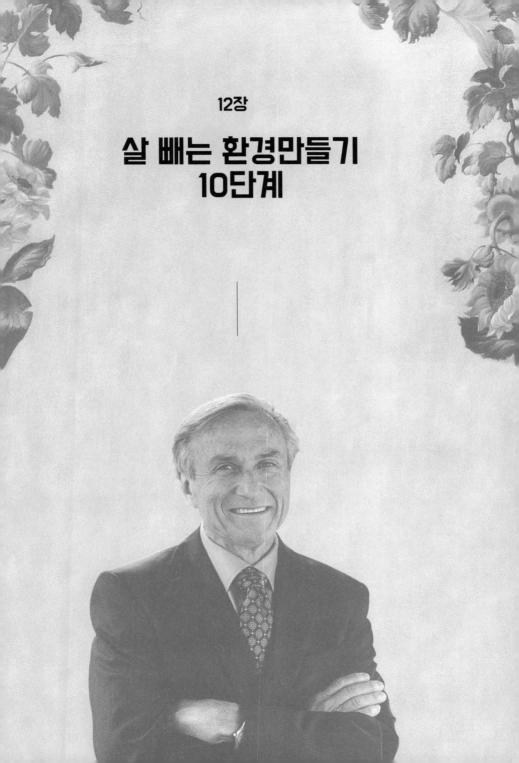

12장

살 빼는 환경만들기
10단계

'건강이 좋아졌으면'이나 '외모가 좋아졌으면' 이런 것은 안 된다. '4달 안에 15kg 감량' 이런 식으로 해야 한다. '혈압약 3가지를 끊고 고혈압을 정상수치로 만든다' 이런 식으로 해야 한다. '가슴통증 없이 8km 걷기' 이런 식으로 해야 한다. '발목통증 없이 아침마다 상쾌하게 일어나기' 이런 식으로 해야 한다.

이제 당신은 내가 주장하는 자연식물식이 왜 살을 빼고 질병을 고치는지 알게 되었다. 그러나 체중감량의 최대의 적은 바로 '나 자신'이라는 점에 대해서는 솔직해질 필요가 있다.

이렇게 말하면 당신은 자존심이 상할 것이다. 당신은 바로 그것 때문에 수없이 실패했기 때문이다. 엄청나게 노력했음에도 불구하고 말이다. 다시 말하지만 당신은 아무리 노력해도 당신의 '배고픔'을 극복할 수 없다. 당신은 아무리 노력해도 '탄수화물에 대한 욕구'를 극복할 수 없다. 배고픔을 참아내면서 뱃살을 뺄 수 없다는 말이다. 당신은 몸과 협력해야만 살을 뺄 수 있다. 몸이 원하는 탄수화물을 주어야만 지방이 빠져나온다는 말이다. 이것이 핵심이다.

살을 빼는데 있어서 최대의 적은 자연식물식을 실천하지 못하는 당신의 무능력이 아니라 신념부족이다. 나이아가라 폭포에서 가이드로 일하고 있는 테리Terry의 예를 들어보자. 그녀는 뉴욕에서 우리 프로그램에 참여한 후 그 경험을 다음과 같이 글로 남겼다. 12일 동안 참여한 후에 테리가 남긴 글의 일부분을 소개한다.

다른 사람들처럼 나도 맛있는 것을 못 먹을까봐 이 프로그램에 참여하길 망설였습니다. 친구들과 외식을 하는데도 제약이 있으리라 생각했구요. 나는 자연식물식에서 요구하는 음식들을 마음껏 먹으면 살이 찔 것 같아 걱정되었습니다. 과일을 많이 먹으면 살이 찐다거나, 탄수화물이 비만의 범인이라는 말을 너무 자주 들었기 때문이죠. 그러다가 '또 다이어트에 실패하면 어쩌나'하며 조마조마했던 것도 사실입니다.

그러나 나는 실패하지 않았습니다. 나는 친구들과 함께 외식(12일간)도 했습니다. 그런데 살은 2.5kg이나 빠졌고 콜레스테롤 수치는 30(현재 187)이나 내려갔죠. 나는 햄버거를 먹을 때보다 몸이 가뿐해졌고 영혼도 맑아지는 것을 느낍니다.

나 또한 다른 사람들처럼 만성적인 소화불량으로 고생했었습니다. 음식을 먹으면 항상 속이 더부룩했죠. 나는 맥두걸 박사님의 자연식물식을 실천하면서 어렸을 때부터 겪어왔던 소화불량을 말끔히 고쳤습니다. 처음 며칠 동안은 요행으로 그리 되었다고 생각했습니다. 첫 주가 끝나갈 무렵 나는 확신을 갖게 되었어요. 12일이 지날 무렵 나의 소화불량은 완전히 사라져버렸습니다. 나는 이것이 무슨 특별한 다이어트가 아니라는 것을 알게 되었습니다. 이것은 우리가 평생 실천해야할 '라이프 스타일'이었던 것입니다. 그 이후로 나는 우유, 계란을 포함해서 어떤 종류의 동물성 음식도 먹지 않게 되었습니다.

다이어트에 대한 실패의 두려움은 모든 사람이 공통적으로 가지고 있는 문제다. 많은 사람들이 자연식물식을 실천하면서 특별한 훈련이 필요한 것 아니냐고 묻는다. 나는 단지 3가지만 유심히 지켜보라고 말할 뿐이다. 첫째, 컨디션이 어떻게 좋아지는가. 둘째, 영양의 밸런스가 몸으로 느껴지는가. 셋째, 살이 얼마나 쉽게 빠지는가. 좋은 결과는 그 동안 고생했던 당신에 대한 선물이다. 그러나 이 책을 읽고 있는 당신이 우리가 원하는 자연식물식을 실천해서 확신을 갖기까지 어느 정도 의구심이 들 것으로 예상한다.

그래서 나는 실패에 대한 두려움을 극복하기 위한 몇 단계의 마음가짐을 정리해보았다. 단순히 살을 빼는 다이어트가 아니라 삶 전체에 대한 변신을 원하는 진정성을 가지기만 하면, 얼마 후에 그 선물을 갖게 될 것이다. 두려워하지 말라. 당신에게는 지금 기회가 열려있다.

| 1단계 | **목표를 설정하라**

몸을 어떻게 변화시키고 싶은지 선명한 목표를 설정하라. 대충이 아니라 구체적이어야 한다. 어디로 갈 것인지 어떻게 갈 것인지, 그리고 마지막 목표가 무엇인지 구체적으로 설정해야 한다.

'건강이 좋아졌으면'이나 '외모가 좋아졌으면' 이런 것은 안 된다. '4 달 안에 15kg 감량' 이런 식으로 해야 한다. '혈압약 3가지를 끊고 고혈압을 정상수치로 만든다' 이런 식으로 해야 한다. '가슴통증 없이 8km 걷기' 이런 식으로 해야 한다. '발목통증 없이 아침마다 상쾌하게 일어나기' 이런 식으로 해야 한다.

측정이 가능한 목표치를 설정하라. 몸무게, 허리사이즈, 옷 사이즈, 혈압, 콜레스테롤 수치 등 숫자를 명확하게 적어라. 이렇게 해서 목표가 달성되면 스스로 자부심을 갖게 되고, 자연식물식의 효과를 믿게 되고, 평생 살찌지 않는 방법에 대한 확신을 갖게 된다. 내가 헛되이 고기, 생선, 계란, 우유를 먹고 방탕하게 살았구나, 하는 반성도 따라하게 된다.

- 목표를 설정하되, 가장 원하는 순서대로 배치하라.
- 실현가능한 목표를 세워라. 가령 '1주일 내에 15kg 살빼기'는 복부 지방제거 수술이 아니면 불가능하다. 그렇다고 목표를 너무 낮게 잡으면 게을러질 수 있다.
- 매일 심기일전할 수 있도록, 목표를 종이에 적어서 매일 볼 수 있는 곳에 붙여놓아라.
- 목표를 달성하려는 이유를 생각하라. '살을 빼서 남자친구(또는 여자친구)에게 매력적으로 보이고 싶다'라든가, '날씬해야 직장에서 성공한다'라든가 하는 구체적인 이유를 항상 생각하라.

어느 정도 유치하고 가벼운 이유일 수도 있다. 그러나 이러한 목표와 이유를 설정하면 장애물을 만날 때 극복하는 데 도움이 된다. 또한 게을러지는 당신에게 자극도 된다. 목표를 설정하는데 도움이 되도록 몇 가지 예를 들어보았다.

다이어트를 하는 나의 목표

나는 나를 이렇게 변화시킬 것이다

- 1주일에 ( )kg 또는 1달에 ( )kg 만큼 살을 뺀다.
- 복근을 ( )달 안에 '왕'자로 만든다.
- 몸을 ( )개월, 1년 안에 날씬하게 만든다.
- ( )달 안에 얼굴에 화색이 돌게 만든다.
- 피부의 기름기를 ( )주 또는 ( )달 안에 없앤다.
- 머리의 비듬을 ( )주 또는 ( )달 안에 없앤다.
- 혈압을 ( )주 또는 ( )달 만에 ( )까지 낮춘다.
- 혈당을 ( )주 또는 ( )달 만에 ( )까지 낮춘다.
- 당뇨약을 ( )주 또는 ( )달 안에 끊는다.
- 혈압약을 ( )주 또는 ( )달 안에 끊는다.

나를 변화시키려는 이유

내가 나의 목표를 이루려는 이유는 다음과 같다.

(괄호 안에 체크를 하면 마음을 자극하는데 도움이 된다.)

- (　) 내 인생을 내가 지배하며 살겠다.
- (　) 나는 일을 사랑한다. 건강하고 멋진 외모로 내 일을 성취하고 싶다.
- (　) 육체적으로, 정신적으로 나를 사랑하고 싶다.
- (　) 다른 사람이 나를 호감의 눈으로 보게 하고 싶다.
- (　) 허리를 굽히거나 신발을 신을 때 몸을 자유롭게 움직이고 싶다.
- (　) 걷기, 자전거, 수영 등 각종 스포츠를 사랑하면서 살겠다.
- (　) 약물의 부작용을 빨리 떨쳐내고 싶다.
- (　) 더 이상 약에 의존하는 인생을 살고 싶지 않다.
- (　) 나는 약을 먹거나 수술을 하고 싶지 않다.
  (소화불량처럼 작은 것부터 관상동맥수술처럼 큰 것까지)
- (　) 암이나 각종 만성질환에 걸리지 않겠다.
- (　) 건강이 나빠서 병원에 가지도 않을 것이고 돈 때문에 남에게 신세
  도 지지 않겠다.
- (　) 나는 일찍 죽지 않겠다.

| 2단계 | **강렬히 원하면 더 많이 얻는다**

세상에 공짜는 없다. 목표를 확실하게 세우지 않으면 안 된다. 그러
면 반드시 대가는 돌아온다. 당신이 강렬히 원할 때, 노력과 에너지

도 생기고 성취할 때까지 인내심도 생긴다. 불행하게도 우리의 미래는 우리가 마음대로 조절할 수 없다. 그러나 다행히도 당신에게는 기회가 있다. 당신은 걸을 수 없을 정도로 살찌지 않았고, 한 달 후 장례식장을 예약할 만큼 병들지 않았다. 지금 당신이 노력만 하면, 다음 달에 비키니를 입을 수도 있고 몇 달 후에 에베레스트 산을 오를 수도 있다. 이해를 돕기 위해서 몇 가지 실천사항을 적어 보았다.

실천사항

(1단계 목표를 이루기 위해 나는 다음을 실천하겠다.)

나는 음식습관을 이렇게 바꾼다.

반만 바꾸는 방법

- ( ) 우유를 저지방으로 바꾼다.
- ( ) 소고기와 돼지고기를 닭고기와 생선으로 바꾼다.
- ( ) 채소를 더 먹겠다.
- ( ) 디저트를 안 먹겠다.

완전히 바꾸는 방법

- ( ) 외식을 금지하고 집에서 먹는다.
- ( ) 기름은 독이므로 모두 끊는다.
- ( ) 건강에 좋은 음식 5가지를 배운다.

- (   ) 1주일에 2가지 메뉴를 실천한다.

- (   ) 채식식당 2개를 개발한다.

- (   ) 채식하는 친구 2명을 알아낸다.

- (   ) 특별한 회식을 최소화한다.

- (   ) 평생 자연식물식을 실천한다.

나는 이렇게 운동하겠다.

- (   ) 나는 1주일에 4번 이상 운동(걷기, 수영, 자전거 등)하겠다.

- (   ) 나는 운동 동호회에 가입하겠다.

- (   ) 나는 헬스클럽에 가입하겠다.

나는 이렇게 습관을 바꾸겠다.

- (   ) 나는 담배를 완전히 끊겠다.

- (   ) 나는 담배를 반으로 줄이겠다.

- (   ) 나는 커피를 완전히 끊겠다.

- (   ) 나는 커피를 반으로 줄이겠다.

- (   ) 나는 술을 완전히 끊겠다.

- (   ) 나는 술을 반으로 줄이겠다.

| 3단계 | **전문가가 되어라**

인간은 '아차'하는 사이에 실수를 하게 된다. 몸에 나쁜 음식도 모

르는 사이에 먹게 된다. 당신은 많은 것을 알게 되었다. 기름진 음식이 왜 나쁜지도 알게 되었고 앞으로 무엇을 먹어야 하는지도 알게 되었다. 하루에 30분 정도 시간을 내서 건강과 영양에 대한 공부를 해보자. 새로운 채소도 알아보고 요리법도 익혀보자. 컴퓨터에 들어가서 각종 정보도 알아보고 건강에 관련된 책도 읽어보자. 더 많이 알수록 더 오래 좋은 습관을 유지할 수 있다.

| 4단계 | **변화된 몸을 상상하라**

날씬하고 10살 정도 어려보이는 당신의 모습을 상상해보아라. 더 이상 혈압약을 먹지 않는 당신, 1시간을 너끈히 걸어도 피곤하지 않은 당신을 상상하라. 살이 쪄서 뒤뚱거리던 과거를 회상하며 웃음 짓는 당신을 상상하라. 그런 상상을 많이 할수록 당신의 목표는 빨리 성취될 것이다.

| 5단계 | **스스로에게 약속하라**

자신에게 약속하지 않으면 포기하기 쉽다. 약속하지 않으면 인내심을 갖지 못하게 된다. 당신 스스로에게 한 약속은 주변 환경까지 변화시킨다는 사실에 놀랄 것이다. 기대하지 않았던 도움도 찾아온다. 계획을 세운 다음, 냉장고에 있는 쓰레기 음식을 모두 치워라. 그리고 신선한 채소와 과일과 녹말음식으로 채워라. 학교나 직장에 갈

때 도시락을 만들어라. 식당 종업원에게 고기는 빼고 음식을 만들어 달라고 당당하게 요청하라. 친구 집에 초청을 받았을 때 당신이 만든 건강한 음식을 가지고 가서 함께 먹어라. 그게 불가능하다면 친구에게 '나는 이런 저런 음식을 좋아한다'고 당당하게 말하라.

어쩔 수 없이 고기를 먹게 될 경우, 남보다 먼저 채소를 배부르게 먹으면 고기에 대한 유혹이 없어질 것이다. 처음엔 이상하게 보던 동료들도, 나중엔 당신의 의지력을 부러워할 것이다. 탐탁하게 생각하지 않던 상사들도 나중엔 '의지력이 대단한 사람'이라고 속으로 칭찬할 것이다.

정중하게 거절하는 방법은 아주 많다. "계란프라이가 참 맛있게 보이네요. 하지만 의사가 콜레스테롤은 절대 금물이라고 처방을 해서요. 어쩌죠? 미안해서…", "점심을 늦게 너무 많이 먹어서 음식이 안 먹혀지네요. 정말 고맙긴 한데…" 이런 식으로 얼마든지 조절할 수 있다.

정제식품을 배부르게 먹는 습관을 완전히 버려라. 옛날 습관대로 먹지 말고 항상 생각하면서 먹어라. 장을 볼 때도 반드시 목록을 적는 버릇을 기르면, 돈도 절약할 뿐 아니라 우유나 고기, 또는 각종 가공식품에 대한 충동구매를 없앨 수 있을 것이다.

| 6단계 | **목표에 도달하도록 환경을 바꿔라**

어떤 사람들은 '고통을 겪어야만 치료된다'는 잘못된 철학을 갖고

있다. 음식습관과 라이프 스타일을 바꾸어 인생자체를 변화시키는 경우 사실은 정반대의 철학이 맞다. 고통이 적어야 성공할 가능성이 높다. 즐거워야 계속할 수 있고, 계속해야 성공할 수 있는 것이다. 일상적인 음식습관과 운동습관을 바꾸면서 시작하라. 절대 거기에 대항해서는 성공할 수 없다. 알맞은 냄비와 프라이팬을 사용하고 알맞은 양념을 사용해서 음식을 맛있게 만들어라. 항상 요리책을 가지고 다니면서 지금 맞게 요리하고 있는지 매일 확인하라. 나는 지금 요리 얘기를 하는 것이 아니다. 가능하면 살아 있는 음식을 먹되, 요리에 고기와 공장음식이 섞여 있는지 항상 생각하라는 말이다.

유혹을 멀리하라. 집에 담배를 가득 쌓아 놓고 그 담배더미 위에 앉아서 담배를 끊는 사람은 없다. 자기의 의지를 시험하기 위해 매일 주점에 들려 한 잔도 마시지 않는 방법으로 술을 끊는 사람은 없다. 유혹당하지 않는 환경을 만들어서 자신을 보호하라. 기름진 음식을 먹지 않겠다는 의지를 실험하기 위해 일부러 '고깃집'을 갈 필요는 없다. 가장 좋은 방법은 지금 집에 있는 모든 공장음식과 기름진 음식을 내다 버리는 것이다. 당신은 아까워서 버리기 힘들 것이다. 내 경험에 의하면 자연식물식으로 바꾸는 가장 좋은 방법은, 지금 당장 냉장고로 달려가서 나쁜 음식을 모두 내다 버리는 것이다. 누구에게 주어야지, 나중에 버려야지, 해서는 어렵다. 나뿐만 아니라 육식에서 자연식물식으로 바꾼 모든 사람들은 이런 방법으로 시작했다는 것을 고백한다.

배고프거나, 외롭거나, 피곤할 때 우리는 초콜릿을 찾는다. 그러나 반드시 초콜릿이어야 할 필요가 있는지 생각해보라. 사과도 있고 오렌지도 있고, 감자샐러드도 있고 볶은 콩도 있다. 하물며 산책을 할 수도 있고 친구와 배드민턴을 치러 나갈 수도 있다. 사랑하는 사람과 영화를 보러 갈 수도 있다. 가장 좋은 방법은 초콜릿을 대신할 음식을 찾는 것이 아니라, 육체활동으로 전환하는 것이다. 음식섭취를 줄이고 칼로리를 소비할 수 있으니 두 배의 효과를 보는 셈이다. 반드시 먹어야 외로움이 풀리겠다면 과일과 채소와 녹말음식을 먹어라.

| 8단계 | **모임을 이용하라**

채식모임이나 동호회를 이용하면 자극을 받을 수 있다. 채식에 관심 있는 친구들과 일주일, 혹은 한 달에 한 번씩 각자의 요리를 만들어서 모임을 할 수도 있다. 인터넷 동호회를 이용하면 자칫 상업적인 채식식당과 연결될 수도 있지만 자극을 받는다는 의미에서 추천한다. 규모가 좀 큰 모임이라면, 채식을 오래해서 몸의 커다란 변화를 가져온 분들을 초청해서 강연이나 간담회도 열 수 있다.

친구나 애인과 함께 그런 모임에 가입하면 성공의 확률을 배가할 수 있다. 상대방 혹은 본인이 중도에 자연식물식을 포기한다면 벌칙을 정해서 서로 자극할 수도 있다. 물론 '회식이 있을 경우에는 예외로 한다'는 규정을 두어서 너무 빡빡하게 하지 않도록 조심하는 것도 필요하다. 정말 인생에 보람된 일에 누군가와 함께 손잡고 간다는 것처럼 행복한 일이 없을 것이다.

| 9단계 | 스스로에게 선물을 주어라

잘하고 있는 본인에게 칭찬을 해라. 담배를 끊을 때 담배 사는 돈을 모아서 아내 혹은 남편에게 선물하는 경우도 있지 않은가? 당신은 무슨 다이어트를 한다고 돈을 지불하지 않았다. 당신은 무슨 다이어트를 한다고 비타민제 같은 약을 구입하지 않았다. 그 돈을 모아서 날씬해진 몸에 맞는 원피스를 구입할 수도, 신사복을 구입할 수도 있다. 도시락을 싸간다면 점심값을 모아서 자신에게 선물해도 좋다. 그렇게 하면 그 물건을 볼 때마다 흐트러지는 마음을 다잡을 수 있는 기회와 자극이 될 것이다.

| 10단계 | 단순화하라

당신은 아마도 자연식물식을 시작하면 일이 좀 많아질 지도 모른다고 생각할 수도 있다. '더 이상 복잡한 것은 싫어요'라고 말하는 사람도 있을 것이다. 그러나 이 일이 얼마나 단순한 것인지 금방 깨닫게 될 것이다. '그런 방법으로 어느 세월에 살이 빠지겠어요'라고 말하는 사람도 있을 것이다. 그러나 이 일이 얼마나 빨리 당신의 몸을 변화시키는 것인지 금방 깨닫게 될 것이다. 집에서 닭요리나 고기밥상을 마련하는데 얼마나 시간이 걸리는가? 그러나 마트에 가서 좋은 과일을 고르는데 많은 시간이 걸리지 않는다. 채소를 이것저것 섞어 샐러드로 만드는 시간도 금방이면 된다. 감자를 찌거나 현미밥을 하는데 시간이 걸리지도 않고 복잡한 일도 없다. 시간뿐만 아니라 돈도 많이 들지 않는다. 멀리 외국에서 온 과일이나 채소 대신에, 제철에 나온 싱싱한 채소나 과일은 돈도 많이 들지 않는다. 감자나 현미나 옥수수를 찜통에 넣고 쪄서 먹는다면 무슨 돈이 들겠는가. 시중에서 유행하는 무슨 다이어트를 한다고 음식을 준비하는데 얼마나 돈과 노력이 드는지를 생각한다면, 우리가 말하는 방식보다 단순한 밥상은 없을 것이다.

우리 현대인들은 아침에 거의 비슷한 식사를 한다. 점심이나 저녁에도 대여섯 가지의 메뉴 중 하나로 식사한다. 식당도 평소 가는 곳에 가고 가서도 항상 비슷한 메뉴로 외식을 한다. 거기에 비하면 자연식물식은 훨씬 더 다양하게 요리할 수도 있고 요리시간도 적게 든다. 계속 이 방식대로 먹다보면, 너무 많은 재료로 너무 많은 요리를 만들 수 있다는 사실에 당신도 놀랄 것이다.

건강이 전부다

노인들을 만나면 '건강이 먼저다'라는 말을 자주 듣게 된다. 그러나 나는 건강이 전부라고 말한다. '형식이 내용을 규정한다'라는 말을 칸트가 했다. 당신이 먹는 형식을 바꾼다면 날씬한 몸매와 건강도 얻겠지만, 세상을 바라보는 가치관도 변할 것이다. 형식을 바꾸면 내용도 변한다는 말이다. 음식이 몸을 바꾸고 영혼까지 바꾼다.

두려움은 자극이 되어 동기부여를 해준다. '이런 식으로 우유와 고기를 계속해서 먹는다면 몸이 망가질 거야'라는 두려움은 오히려 자극이 될 것이다. 마구잡이로 사는 데도 한계가 있다. 당신 몸을 학대하는 데도 한계가 있는 법이다. 나는 이번 장에서 당신에게 동기부여를 해주는 말을 들려주었다. 어떤 것은 자극이 되었을 테고 그렇지 않은 것도 있을 것이다. 나는 당신이 끔찍한 육체적인 재앙이 오기 전에 이 중에서 몇 가지만이라도 실천하기를 희망한다.

**The MacDougall
Program
for
Maximum Weight Loss**

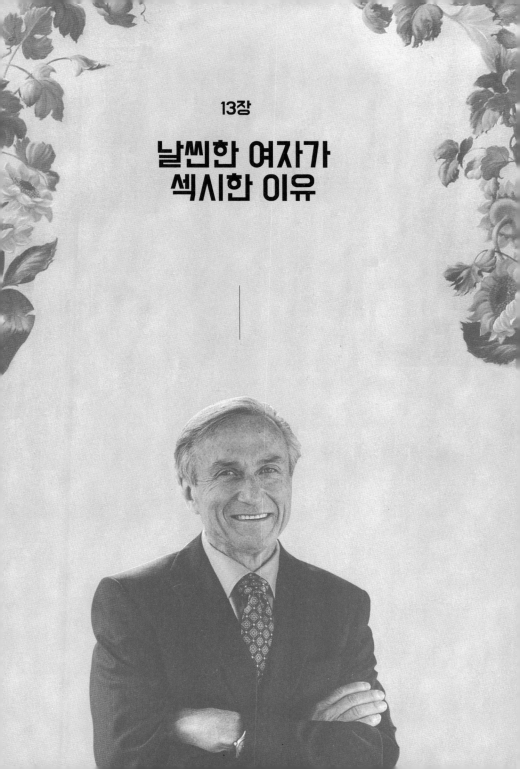

13장

날씬한 여자가
섹시한 이유

기름진 식단이 발기불능을 비롯한 각종 성기능 상실의 원인임이 밝혀졌다. 나이가 들어감에

따라 성기로 가는 동맥이 경화(딱딱해짐)되는데 바로 고지방, 콜레스테롤이 가득한 식단이

원인이다. 동맥경화는 동맥혈관에 플라크가 끼어서 심장과 뇌로 가는 혈류를 방해하는 것으

로, 심장마비와 중풍(뇌졸중)의 원인이 되기도 한다. 동맥경화는 혈관이 막히는 현상으로 성

기능장애의 80%가 바로 이 때문인 것으로 밝혀졌다.

매력(외모의 아름다움을 포함해서)이란 건강에서 시작한다. 건강은 하늘에서 뚝 떨어지는 것이 아니라, 피부 밑에서 자라다가 몸과 얼굴에 피어오르는 것이다. 당신이 아무리 비싼 화장품을 발라도 자연식 물식을 하는 사람의 '화색이 도는' 얼굴을 만들 수는 없다. 건강이란 몸과 마음이라는 밭에 물을 주고 햇볕을 내리쪼이는 것과 같다. 건강은 당신의 모든 행동에 영향을 주고 감정을 조정한다. 사물을 판단하는 힘을 주고, 좋은 사람과 나쁜 사람을 구별하도록 정신을 예리하게 만들어 준다. 당신이 건강하다면 사람들이 그것을 금방 알아챈다.

깨끗한 피부, 곧은 몸매와 자세를 보면 상대방은 금방 당신에게 호감을 보인다. 건강하고 매력적인 사람은 타인에 대해 넓은 관용을 보이는 경향이 있다. 건강하지 못한 사람은 성격이 급하다. 좋았다가 싫었다가 감정의 기복이 심하고 에너지도 항상 낮은 상태를 보인다. 불평불만이 많고 그것이 얼굴에 고스란히 나타난다. 당신이라면 그런 얼굴을 가진 사람에게 호감을 가지겠는가? 육체적으로 개운하지 않으니 마음도 개운하지 않은 것이다. 그런데 모든 것을 좌우하는 건강은 몸을 보면 바로 알 수 있다. 살이 지나치게 찌거나 지나치게 깡마른 사람 중에 건강한 사람은 없다. 나는 수 십 년 동안 환자들을 만났고 몸을 연구했으며, 살을 빼고 질병을 치료하는데 도움을 주었다. 날렵하지 않은 사람 중에 건강한 사람은 거의 없다는 것이 나의 신념이다. 육체적인 건강은 매력의 지표이기도 하지만 당신의 영혼까지 변화시킬 것이다.

상대방이 건강하면 우리는 금방 알아차릴 수 있고, 아무리 화장을 하거나 변장을 해도 소용이 없다. 젊음은 항상 외모의 매력과 연결되어 있다. 그리고 일반적으로 젊은 사람이 더 건강한 것이 사실이다. 나이가 먹어감에 따라 건강도 나빠지고 매력이 감소되는 것도 사실이기 때문이다. 그러나 이것은 아무 것이나 마구 먹어대고 운동을 하지 않는 일반적인 사람에 대한 이야기다. 누구나 늙고 누구나 죽는다. 흐르는 세월을 멈추게 할 수는 없다. 그러나 당신은 가장 매력적인 20대, 30대, 40대, 50대의 여자와 남자가 될 수 있다. 나는 음식을 바꾸어 살을 빼고 '사람들이 10년은 더 젊어 보인대요'라는 말을 들었다는 사람들을 수도 없이 만났다.

사람들은 고통스런 날들이 지난 후에, 음식을 바꾸고 생활을 바꿔서 건강과 매력을 되찾는다. 나는 세인트헬레나 병원에서 자연식물식 프로그램을 운영할 때 드라마틱하게 변화된 사람들을 수없이 보았다. 불과 12일 만에 사람들의 몸이 변했다. 살이 빠지고 젊어진 것이다. 병원에 있는 다른 환자들과 병원 직원들도 모두 놀랐다. 12일 만에 달라진 모습을 놀란 모습으로 바라보는 가족들을 만나는 것은 나의 커다란 즐거움이었다. 인간이 라이프 스타일을 통째로 바꾸는 것은 참 어렵다. 그러나 음식을 바꾸면 된다. 음식을 바꾸는 것이 생활을 바꾸는 시발점이라고 나는 주장하고 싶다. 왜냐하면 불과 12일 만에 놀랍게 변한 모습을 거울로 바라보고, 음식과 생활을 바꾸지 않을 사람이 도대체 얼마나 되겠는가 말이다.

핑크색 피부는 어떻게 만들어지나?

적혈구는 아주 작은 원반 모양으로 생겼는데, 몸속의 조직세포에 산소를 공급해주는 역할을 한다. 이 작은 세포는 직경이 7.5마이크로미터(백만분의 1미터)인데 작은 모세혈관 속에서 이동한다. 그런데 모세혈관의 직경은 3.5마이크로미터다. 마치 서커스의 광대가 몸집보다 작은 통 속에 몸을 구겨 넣는 행위와 같이, 적혈구는 아주 유연하기 때문에 몸을 반으로 접어서 모세혈관에 들어갈 수 있다. 그런 방식으로 이동하면서 몸속의 모든 세포에 산소를 운반하는 역할을 한다.

'깨진 유리창의 법칙'Broken Window Theory이라는 이론이 있다. 건물 주인이 건물의 깨진 유리창을 그대로 방치해두면, 지나가는 행인들은 그 건물을 관리를 포기한 건물로 판단하고 돌을 던져 나머지 유리

창까지 모조리 깨뜨리게 된다는 이론이다. 길거리에 누군가 쓰레기를 버리면 금방 쓰레기 더미가 되는 것과 같은 이치다.

기름진 식사가 그 이론과 똑같다. 우리가 서양의 기름진 식사를 하면 지방이 혈관을 타고 들어와 적혈구에 달라붙는다. 이것들이 모여서 하나의 무리를 형성하게 된다. 지방이 덕지덕지 달라붙은 적혈구는 자연히 뻣뻣해져서 예전처럼 몸을 반으로 접을 수 없게 된다. 지방이 달라붙은 적혈구들은 덩어리 형태가 된다. 병 주둥이에 들어 갈 수 없는 토끼처럼, 덩어리 적혈구는 모세혈관으로 들어갈 수가 없다. 혈관 앞에서 정지상태가 되는 것이다. 이런 과정에서 약 20% 정도의 산소가 손실되고 몸속 세포가 산소부족으로 질식사하게 되는 것이다. 몸의 조직과 기관에 영향을 미쳐서 건강에 치명적인 타격을 입게 된다.

또한 지방이 달라붙어서 만들어진 덩어리들은 피부색을 변화시킨다. 혈관세포는 폐에서 산소를 받아들이면서 선홍색을 띠게 마련이다. 산소가 조직에 배달된 후에, 혈관세포는 이산화탄소를 받아들이면서 푸른색이 된다. 기름진 식사로 인해 혈관의 순환이 느려지게 되면 산소부족으로 혈관이 푸르게 되는데, 이로 인해 피부색이 푸르고 회색으로 보이는 것이다. 이것은 특히 백인들에게 흔히 나타나는 현상으로, 심장과 폐의 질병으로 인해 순환기장애를 겪는 노인들에게 많다. 그러나 어떤 피부색을 가진 인종이라도 그 사람이 건강하다면 혈색이 좋다는 것을 금방 알아차릴 수 있다.

얼굴의 피지는 쉽게 없어진다

수없이 많은 땀구멍을 가지고 있는 피부는 우리 몸의 아주 중요한 배출기관이다. 우리 몸은 우리가 과도하게 섭취한 지방, 죽은 세포, 독소 등을 피부의 땀구멍을 통해서 배출한다. 따라서 일반적으로 볼 때 피부색이 좋으면 건강한 음식섭취를 한 것으로 본다.

특별히 음식물의 과도한 지방은 혈관을 통해서 피부표면으로 이동한다. 지방이 건강에 짐이 된다는 것을 잘 알고 있는 우리 몸은, 이 지방을 모공을 통해 빼내려는 시도를 하게 된다. 기름진 음식을 먹을수록 피부와 머릿결이 더 기름지게 되는 것은 당연하다. 머리는 금세 떡이 지고 피부는 개기름이 흐른다. 지방이 많은 음식을 먹은 후 몇 시간만 지나도 피부상태가 변한다. 기름진 음식을 줄이면 피부상태가 금방 변하는 것을 알게 될 것이다. 유전적으로 피부에 기름이 잘 낀다고 생각하는 사람들도 식단만 바꾸면 금방 피부상태가 변하는 것을 알아차릴 수 있을 것이다.

상업자본주의는 '유전적'이라는 단어를 유독 좋아한다. 그것은 당신에게 '네가 아무리 노력해도 저항할 수 없다'는 자포자기의 심정을 갖게 한다. 당연히 당신은 '전문의와 상의'하게 되고 가방의 돈주머니를 열어 그들의 손을 허락하게 된다. 유전적이라는 말은 부모의 음식습관과 비슷하다는 뜻일 뿐이다. 이렇게 책을 거의 끝까지 읽은 끈기 있는 당신은 이미 파악했으리라고 본다.

비누와 샴푸로 하루에 두 번 세 번 기름기를 씻는다고 해서, 기름진 피부와의 싸움에서 이길 수는 없다. 평생 동안 피부와 머리의 기름을 씻어내면서 살 수는 없는 노릇이기 때문이다. 그러나 우리가 주장하는 자연식물식을 3~4일 동안만 하면 피부에 기름기가 없어진다. 그러나 몇몇 사람은 음식을 바꾼 후에도 큰 진전이 없기도 하는데, 아직도 몸속에 남아 있는 지방이 계속 방출되고 있기 때문이다. 그러나 체중이 점차 줄어들면서 기름진 피부가 아닌 촉촉한 피부로 변하게 된다. 잠을 자거나 통증을 없애기 위해 약을 먹는 것처럼 급해서는 안 된다. 좋은 것은 어느 정도 시간이 걸리는 법이다. 특히 수십 년 동안 먹어온 지방을 몸속에서 빼내는 일은 말해서 무엇하랴. 그렇게 본다면 3~4일은 너무도 짧은 시간이다.

여드름의 주범은 무엇일까?

85%의 청소년들은 여드름 때문에 고생하며, 성인들도 피부트러블 때문에 힘들어 한다. 사춘기가 되면 호르몬이 많아지는데, 이 호르몬이 피부의 기름(피지)을 증가시켜 여드름의 원인이 된다. 여드름은 누구나 걸리는 일반적인 증상이 절대 아니다. 반드시 치료할 수 있다. 밥상 위에 있는 지방이 바로 여드름의 주범이기 때문이다. 피부 표면에 사는 박테리아는 지방을 먹이로 해서 살고 있다. 이 박테리아는 지방을 지방산으로 분해시키는데, 이 지방산이 피부를 자극해서 염증을 만들어낸다. 바로 이것이 여드름이다.

지방이 거의 없는 음식을 꾸준히 먹으면 상황을 완전히 개선시킬 수 있다. 피부세포가 분비하는 피지의 양을 현저하게 줄여주기 때문이다. 피부에서 기름기가 사라지면 여드름은 완벽하게 없어진다. 지방과 기름에 아량을 베푼다면 결코 해결할 수 없다. 당신은 파스타나 피자가 탄수화물이어서 살이 찐다고 '거짓교육'을 받아왔다. 그러나 그것은 '지방과 각종 화학물질에 범벅이 된 공장음식'일 뿐이다. 피자 한 쪽에만 해도 엄청난 양의 기름을 들이 부어야 만들 수 있다는 사실을 당신은 알아야 한다. 이 정도만 해도 여드름을 1주일 이상 지속시킬 수 있는 분량이다.

지방과 기름은 피부표면에 커다란 구멍을 만들어서 볼썽사나운 블랙헤드(개방성 면포)Blackhead와 화이트헤드(좁쌀여드름)Whitehead를 만들어낸다. 물론 각종 기구를 통해서 이것들을 없앨 수는 있지만, 지방 중심의 식사를 계속한다면 악순환은 계속 이어질 수밖에 없다.

아침에 얼굴이 퉁퉁 붓는 이유는?

당신은 아침에 일어나서 부어오른 자신의 얼굴을 거울을 통해 본 적이 있을 것이다. 이런 현상은 당신이 잠자는 사이에 중력에 의해서 몸속의 수분이 쌓여서 생기는 현상이다. 잠에서 깨어 일어나면 중력은 발과 다리 쪽으로 이동하게 된다.

피부 밑에서 세포조직을 부어오르게 하는 수분은 당신이 먹은 음식이 직접적인 원인이다. 짠 음식도 세포 속으로 수분을 끌어당겨 몸을 붓게 하지만 가장 큰 원인은 지방이다. 혈관 속의 지방은 피의 순환을 느리게 해서 병목현상을 일으킨다. 쉽게 말해서 꽉 막힌 고속도로(막힌 혈관)를 생각하면 된다. 오지도 가지도 못하게 된 수분은 혈관에서 빠져나와 세포조직으로 도망칠 수밖에 없다. 그래서 몸이 붓는 것이다. 밤늦게 감자튀김이나 피자를 먹으면 아침에 얼굴이 붓는 것도 이런 이유 때문이다. 또한 지방은 호르몬의 균형을 깨뜨려 부종 Edema을 일으키는 원인이 되기도 한다.

따라서 저지방식, 저염식, 고탄수화물 식사가 중요하다. 이러한 식사습관은 혈액순환을 강화시켜 몸속의 부종을 없앤다. 식사습관만 바꾸면 심각한 부종의 경우 하루에 500g정도의 수분을 몸 밖으로 배출해낸다. 몸이 붓는 이유가 소금과 지방의 과도한 섭취가 원인이지만 탄수화물 부족도 원인이 된다. 탄수화물이 소금과 수분을 세포 밖으로 내보내는 원료역할을 하기 때문이다. 불필요한 수분을 몸 밖으로 내보내는 역할은 신장이 하게 되는데, 탄수화물은 이 신장 세포에 에너지를 제공하는 중요한 요소이다.

나는 젊은 의사시절 내가 실험쥐(?)가 되어 스스로 많은 실험을 해보았다. 짠 음식을 먹고 나면 당연히 물을 많이 먹게 되는데 다음 날 아침 화장실에 가서도 소변은 많이 나오지 않았다. 우리 몸은 70% 수분을 가지고 있는데 어떤 상황이 오더라도 이 수분 농도를 맞추려는 항상성을 가지고 있다. 또한 우리 몸은 0.9%의 염분농도를 가지고 있어서 짜게 먹으면 당연히 물을 마셔서라도 그 농도를 맞추려는 항상성을 또한 가지고 있다. 당연히 염분이 빠지기 전에는 수분이 빠져 나오지 않는다.

지방이 많은 음식도 마찬가지였다. 밤늦게 피자를 서너 조각 먹고 일어난 날은 소변이 잘 빠져나오지 않았다. 몸속의 혈관들이 막혀있기 때문이었다. 수분이 밖으로 나갈 통로가 봉쇄된 것이다. 그런데 염분이 많은 음식들은 지방이 많은 것이 일반적이다. 빵이나 쿠키가 그렇고 라면이나 피자도 대표적이다. 그래서 살이 찌는 것이다. 살이 찌는 것이 아니라 0.9%의 염분 농도를 맞추기 위해 수분을 몸속에 가두려는 자연치유의 안간힘인 것이라는 표현이 정확하다.

그러나 당신이 자연에서 온 것들을 먹으면 과일과 채소와 통곡물에 함유된 수많은 미네랄과 비타민들이 당신의 몸을 '자연의 상태'로 만들어 줄 것이다. 지나친 염분을 제거시켜주고 그 염분 때문에 볼모로 잡혀있던 수분도 너무도 자연스럽게 몸 밖으로 배출해줄 것이다. 살이 빠지는 것은 너무도 당연하다.

피부병과 발진은 쉽게 치료된다

다른 피부트러블처럼, 피부병 및 발진은 음식만 바꾸면 쉽게 치료된다. 습진의 경우는 주로 유제품과 계란이 원인이다. 포진성 피부염과 같은 피부병은 밀이나 보리의 성분인 글루텐이 원인이 된다. 피부병은 종종 심각한 질병으로 발전한다. 홍반성 낭창(루프스)Lupus Erythematosus이나 건선Psoriasis으로 발전하면 아주 심각해진다. 홍반선 낭창이나 건선은 서양식 기름진 식사를 하는 사람에게서 쉽게 발견된다. 피부병으로 고생하다가, 동물성 음식을 끊고 자연식물식으로 바꾼 후에 완치된 내 주위의 수많은 사람들이 이를 증명해준다.

대머리 남자와 털 많은 여자

여성호르몬의 균형이 깨지면 배란이 힘들어져서 불임, 체모의 증가, 여드름 등의 원인이 된다. 이러한 증상은 난소에 물혹이 생기는 난소낭포Ovarian Cyst를 수반하기도 한다. 최근에는 아주 흔하게 발생하는 증상이 되었다. 최근의 연구에 의하면, 23%의 여성에게서 난소낭포가 발견되었고, 76%의 여성은 생리불순과 체모가 증가되는 현상이 발견되었다. 저지방식으로 식단을 바꾸면 여성 호르몬이 균형을 되찾게 되므로 위와 같은 각종 증상을 없앨 수 있다. 특히 체중이 줄어들면 난소에 생기는 물혹은 즉시 사라진다.

최근에 남자들에게서 대머리가 무척 많아졌다. 신문과 방송에서는 '유전적 현상'이라고 변명한다. 유전 때문에 어쩔 수가 없으니 이런 약을 먹고 저런 치료를 받으라는 것이다. 그러나 이것은 정답이 아니다. 미국에서도 1950~60년대만 해도 지금처럼 대머리가 흔하지 않았다. 최근 수십 년 만에 생긴 현상이라는 것을 그 시대를 거쳐 온 미국의 노인들은 잘 알 것이다. 비록 '대머리 유전인자'를 가지고 있는 남성이라도 대머리를 예방할 수 있다. 머리가 빠지는 이유는 두피의 피지샘이 지나치게 활동적이기 때문이다. 남성호르몬인 테스토스테론Testosterone에 의해 이 피지샘이 지나치게 자극받아서 생기는 현상이다. 동물성 지방을 많이 섭취한 사람일수록 피지샘의 활동이 활발한 것으로 밝혀졌다. 동물성 지방을 많이 먹는 사람일수록 대머리가 될 가능성이 무척 높다는 말이다. 옛말에 '대머리 거지는 없다'는 말이 있다. 지금이야 가난한 사람도 지방을 많이 먹지만 옛날에는 부자들의 전유물이었다. 그래서 옛날에는 대머리 거지가 없었던 것이다. 저지방식을 하면 피지샘의 활동이 축소됨으로써 대머리를 예방할 수 있음은 물론이다. 수많은 의사들의 연구결과가 이를 뒷받침하고 있다.

쭉 뻗은 몸매를 만들려면?

건강한 근육처럼 젊음과 생명력의 상징인 것도 없다. 그러나 당신이 시중에 떠도는 '굶는 다이어트'를 하게 되면 바로 그 근육을 잃게된다. 그런 다이어트를 그만 두고 평상시의 일반적인 식습관으로 되돌아 왔을 때 가장 먼저 얻게 되는 것은 다름 아닌 '지방'이다. 살을빼기 위해 수없이 반복되는 요요현상의 실체이다. 비록 빠지고 다시찌는 요요현상 후의 몸무게가 전과 똑같다고 해도, 전보다 지방은 많아지고 근육은 줄어들 수밖에 없다.

우리가 추천하는 살 안찌고 질병없이 사는 법, 즉 자연식물식을 실천하면 근육이 줄어드는 일은 절대 없다. 탄수화물에는 몸의 골격을 유지시켜주는 각종 연료가 있기 때문이다. 탄수화물은 절대 근육을 태워 없애버리는 일이 없다. 이런 음식습관에 약간의 운동만 추가하면, 근육이 보기 좋은 쭉 뻗은 몸매를 가질 수 있다.

서양인은 왜 몸에서 냄새가 날까

술을 마시면 술 냄새가 나고 담배를 피우면 담배 냄새가 난다. 고기를 먹으면 고기가 썩는 냄새가 나고 사과를 먹으면 사과가 상하는 냄새가 난다. 이보다 간단한 원리가 있을까? 당신이 만일 고기와 사과를 한 접시씩 방안에 두고 일주일 동안 그대로 둔다면 두 가지 냄새, 즉 고기 썩는 냄새와 사과 썩는 냄새가 날 것이다. 사과 썩는 냄새는 향기로울 것이고 고기 썩는 냄새는 악취가 날 것이다. 인간의 뱃속에서도 이와 유사한 반응을 보이지 않겠는가?

서양인들은 체취 때문에 항상 고민이 많다. 미국은 특히 체취제거제의 거대한 시장이다. 이것은 모두 건강하지 못한 음식 때문에 발생한 현상이다.

우리가 먹는 음식물은 모두 독특한 향을 가지고 있어서 우리의 배설물(소변, 대변, 호흡, 땀)의 냄새에 영향을 끼친다. 그 냄새가 모두 친근하기 때문에 그 냄새들을 알아차리지 못한다. 집이나 직장 같은 곳에서 나는 냄새는 특별히 더 그렇다. 새로운 환경에 들어서기 전까지 그 냄새들을 알아차리지 못한다. 다른 사람들과 비슷한 음식을 먹는 경우에는 특히 그 사람들의 체취가 이상하게 느껴지지 않는다. 아무리 많은 마늘과 양파를 먹는다고 해도 그들이 우리와 같이 사는 경우에는 특별한 체취를 느낄 수 없다.

그러나 아주 다른 음식을 먹는 사람들을 만날 경우 우리는 그들에게서 색다른 체취를 맡을 수 있다. 예를 들어 에스키모의 전통에 대해 오랫동안 연구해온 작가는, 그들의 몸에서 생선의 비린내가 난다고 고백했다. 아시아, 인도, 이탈리아, 멕시코 등 각 나라의 음식과 양념은 그들의 체취를 만들어낸다. 나는 옛날 하와이 사탕수수농장에서 의사로 일할 때 음식이 체취에 미치는 영향을 강렬하게 경험한 적이 있다. 그곳의 히피 채식주의자들은 목욕을 자주 하지 않았음에도 불구하고 몸에서 과일냄새가 강렬하게 풍겼다.

음식이 체취에 미치는 영향이 이렇게 크다면, 닭과 칠면조가 미처 어른이 되기도 전에 잡아먹고 소와 돼지의 시체를 해부해서 부분별로 즐기는 사람들에게서는 어떤 냄새가 나는지 궁금하지 않은가? 서양인의 위장에서는 동물성 식품이 부패하는 심한 악취가 나온다. 소, 돼지, 닭 등의 시체를 소화시키기 위해서 박테리아가 작동을 하면서 심한 악취가 나는 가스를 생산해낸다. 이 가스들은 위장을 비롯한 몸속 장기의 벽으로 흡수되어 혈관을 타고 온 몸을 순환한다. 이 가스는 폐를 통해서 입으로 나오면서 구취를 만들고, 피부를 통해 나오면서 고약한 체취를 만들어낸다. 베트남전쟁과 한국전쟁에 참전한 미군병사들의 몸에서 고기 썩는 냄새가 난다고 고백하는 아시아 사람들의 증언이 수두룩하게 많다.

이런 얘기를 하고 있으니 생각나는 사람이 있다. 채식주의자인 남편이 아내에게 몸에서 심한 냄새가 난다고 이혼을 요구한 적이 있다. 그녀가 식단에서 육류와 닭고기, 그리고 유제품을 없앤 후, 그녀에게서는 악취가 사라졌다. 원래 우리 먼 조상들이 먹었던 식단으로 돌아온 후에 그들은 행복한 결혼생활을 이어갈 수 있었다. 내가 경험한 환자들 중에서도 발에서 시큼한 냄새가 나서 고생하다가, 식단을 채식으로 바꾸고 냄새를 완전히 없앤 경우는 너무도 많아서 셀 수가 없을 지경이다.

우리의 위대한 상업자본가들은 이를 너무도 잘 알고 있다. 몸에서 나는 냄새가 남녀 간에 사랑의 촉매제가 된다는 사실을 잘 알고 수많은 향수를 만들어 내고 있다. 뇌의 후두엽(냄새의 메커니즘을 관장하는)에 있는 신경섬유와, 섹스의 흥분을 일으키는 뇌의 감성조절기관인 해마가, 아주 깊은 연관성이 있음을 과학자들은 오래 전에 밝혀낸바 있다. 남녀 간의 냄새가 얼마나 섹스에 중요한지는 나폴레옹의 편지보다 강렬한 것은 없다. 그는 아내 조세핀에게 전쟁터에서 이렇게 편지를 썼다. "사흘 동안 외출하지 말고 집에 있길 바라오. 목욕도 물론 하지 말구요."

흔들리는 치아는 과도한 단백질이 원인이다

설탕은 치아손상의 원인으로 널리 알려져 있다. 그러나 음식이 치아와 잇몸에 얼마나 큰 영향을 주는지 아는 사람은 거의 없다. 가장 중요한 것은 비타민, 미네랄, 식이섬유, 그리고 단백질이다. 앞에서 언급했다시피 지나친 동물성 단백질의 섭취는 칼슘부족을 일으켜 뼈를 손상시키고 치아를 부실하게 만든다. 과거에 비해 어른과 아이

할 것 없이, 치아에 문제가 많이 생기는 것은 설탕뿐만 아니라 동물성 단백질의 영향이 크다는 연구결과들이 이미 나와 있고 인정을 받은 상태다. 동물성 단백질은 소화되면서 칼슘과 결합해서 배출되기 때문이다. 칼슘이나 단백질, 어느 한 성분이 지나치게 많은 동물성 음식은 소화를 하면서 다른 성분과 결합해서 소화되고 배출되기 때문에 심각한 문제를 일으킨다.

성적으로 강한 남자가 되는 법

30여 년 전 하와이 사탕수수농장의 책임의사로 일하고 있을 때, 나이 많은 남자들인데도 불구하고 생식능력이 뛰어난 사람들을 보고 충격을 받은 적이 있다. 농장에서 은퇴를 하고 난 후, 몇몇의 필리핀 남자들은 젊은 신부를 구하려고 필리핀에 갔다 오곤 했다. 농장의 병원에는 가족이 단체로 오는 경우도 있었는데, 어린 아이들과 20대 젊은 아내, 그리고 나이는 많지만 매우 건강한 남자가 가족을 이루곤 했다. 이 60~70세의 남자들은 성적능력이 매우 좋아 보였고, 심한 노동을 했음에도 아시아인 특유의 아주 편안한 표정을 하고 있었다.

그 어린이들을 성인으로 키우는데 아무런 문제가 없는 것처럼 보였고 실제로 그렇게 했다. 그 나이든 남자들이 그렇게 건강하고 생식능력이 좋은 이유는 과일과 채소와 쌀을 중심으로 한 식사 때문이었다. 그러나 미국식 기름진 식사를 하게 된 그 건강한 남자의 아이들은, 콜레스테롤과 지방으로 가득 찬 음식으로 인해 뚱보가 되었고 발기불능 환자가 되었다.

남자들에게서 심장마비보다 더 무서운 것은 발기불능으로 인한 생식능력의 감소다. 발기불능이란 섹스를 할 때 발기가 되지 않거나 발기상태가 충분히 지속되지 못하는 상태를 말한다. 이것은 성욕이 안 생긴다거나, 사정이 안 된다거나, 오르가즘을 못 느끼는 것과는 좀 다른 문제다. 미국에는 무려 1천 만 명 정도의 발기불능 남성이 있는 것으로 알려졌다.

발기불능은 나이가 들면서 증가된다. 40세는 2% 정도지만 65세가 되면 25%까지 성적으로 만족하지 못하는 남자들이 늘어난다.

남자의 성기는 벌집모양의 혈관이 3겹으로 된 스펀지 형태로 구성되어 있다. 피가 혈관에 가득 차면 조직이 빳빳해진다. 성기 속으로 들어가는 혈류가 증가함에 따라 충분히 발기하는데, 혈류가 빠져나가면 줄어든다. 혈류를 증가시키거나 사정을 명령하는 것은 뇌에 있는 정신적 자극(에로틱한 생각, 터치, 소리, 향기, 맛 등)에 의해서다. 성기조직 속으로 들어간 혈액이 줄어들거나 빠져나가면서 축 늘어져 원상태로 돌아간다.

최근까지 이 모든 문제의 95%는 남성의 뇌에 이상이 있는 것으로 여겨져 왔다. 발기불능은 정신적 문제라는 것이다. 섹스에 대한 두려움과 분노 같은 것들이 남자의 성욕을 가로 막고 있다는 것이다. 그러나 이런 이론은, 남자의 나이가 들어가면서 서서히 성기능이 떨어진다는 것을 설명하지 못했다.

최근에 제대로 된 수많은 논문이 발표되었다. 의사들은 이것이 정신적인 문제가 아니라 육체적인 원인, 즉 식습관에 있다는 것을 깨닫게 되었다. 기름진 식단이 발기불능을 비롯한 각종 성기능상실의 원인임이 밝혀졌다. 나이가 들어감에 따라 성기로 가는 동맥이 경화(딱딱해짐)되는데 바로 고지방, 콜레스테롤이 가득한 식단이 원인이다. 동맥경화는 동맥혈관에 콜레스테롤 플라크가 끼어서 심장과 뇌로 가는 혈류를 방해하는 것으로, 심장마비와 중풍(뇌졸중)의 원인이 되기도 한다. 동맥경화는 혈관이 막히는 현상으로 성기능장애의 80%가 바로 이 때문인 것으로 밝혀졌다.

성기능을 감소시키는 또 다른 요인이 발견되었다. 지방이 많은 음식을 먹으면 뇌하수체에서 생산되는 호르몬 즉, 프로락틴Prolactin을 증가시킨다. 프로락틴은 남성호르몬의 생산과 활동을 감소시킨다. 성기능장애를 가진 남성의 19% 정도가 바로 이 프로락틴이 원인으로 밝혀졌다. 제산제나 혈압약을 복용해도 프로락틴이 증가한다. 기름진 식단 때문에 발생한 질병을 치료하는데 사용되는 약이 성기능장애를 더 키운다는 말이다.

식습관 때문에 발생한 병을 치료하는데 쓰이는 많은 약물들이 성기능장애를 유발시킨다. 고혈압 치료제, 우울증 치료제. 신경안정제, 남성호르몬 억제제 등이 여기에 속한다. 연구에 의하면, 섹스에 문제가 있는 남자의 8.3%가 비정기적으로 혈압약을 먹고 있는 것으로 알려졌다.

알코올 또한 일종의 약물로서, 성기능에 장애를 가져오는 것으로 알려졌다. 기름진 서구식 식사는 전립선 비대증, 전립선암의 원인이 된다. 둘 다 성기능에 심각한 장애를 가져오는데 수술과 약물치료를 일반적으로 시행하며, 그런 치료 때문에 성기능은 더 떨어지는 것이다.

성기능은 그 사람의 얼굴이나 몸매와 연결되어 있음을 알아야 한다. 허리를 구부려서 구두끈도 못 매는 사람이 어떻게 다른 여자와의 육체적인 행위를 매력적으로 할 수 있단 말인가. 내가 세인트헬레나 병원에서 자연식물식 프로그램을 운영할 때 많은 남성들이 성욕과 성기능이 되돌아왔다고 고백했었다. 20살은 젊어진 것 같다고 말이다. 먹는 것이 성기능을 결정한다는 내 말을 믿고 한 번 실천해보시라. 혈관의 기름이 제거되어 깨끗해지면, 혈관에 피가 힘차게 흐르고 성기는 더욱 단단해질 것이다. 이보다 단순한 진리가 어디에 있을까. 강물에 넘쳐나는 쓰레기를 청소하면 강물이 팔팔하게 흐르는 것은 너무도 단순한 진리 아니던가? 전립선 비대증이니 프로락틴이니 어려운 의학용어가 무엇이 필요하단 말인가?

우리가 육체적으로 건강해지려면 식사와 운동도 중요하지만 약을 끊어야 한다. 특히 남자의 성기능을 약하게 하는 혈압약은 아주 문제가 많다는 것을 깨달아야 한다.

네바다 주에서 온 59세의 엔지니어 로이Roy씨는 우리 자연식물식 프로그램을 통해서 몇 달 만에 18kg을 감량했다.

"라디오 프로그램에서 맥두걸 박사님이 얘기하는 내용을 들었어요." 라디오에서 내 이야기를 들었을 때가 관상동맥 우회수술을 끝냈던 시점이라고 말했다. 그는 과자로 가득한 종합선물세트를 매일 먹는 것처럼 각종 약을 먹어왔다. 고혈압, 성인기 당뇨병, 협심증(심장으로 가는 피와 산소가 부족해서 가슴에 통증을 일으키는 병) 등 온갖 병을 달고 살았기 때문이다. 이 글을 쓰고 있는 지금이 그가 프로그램을 시작한지 13개월째인데, 그는 지금 23kg을 감량하고 있다.

"관상동맥 수술을 한 후 3달 만에 음식습관을 바꾸기 시작했어요. 6달이 지나자 몸무게가 18kg이 줄었고 그 이후로 계속 줄고 있습니다. 하루에 몇 번씩 식사를 하고 있지만 살은 계속 빠지고 있어요. 배가 고프지도 않고 요요현상은 전혀 오지 않았어요. 달라진 제 모습을 보고 주위에서 20명도 넘게 이 프로그램에 참여했습니다. 박사님이 제 목숨을 살려준 거예요. 지금은 하루에 30분 정도 자전거를 타거나 걷고 있습니다. 일주일에 3~4번 정도로요. 살이 빠지고 건강해지려면 먼저 음식을 바꾸어야 한다는 것을 깨달았습니다. 운동도 중요하지만 보조역할이죠."

로이의 아내도 프로그램에 참여했는데 22kg을 줄였다.

"사람들이 내 혈색이 좋아졌대요. 몸이 좋아져서 혈압약과 당뇨약을 모두 쓰레기통에 버렸어요. 지금은 어떤 종류의 약도 먹고 있지 않죠. 지금은 완전히 정상을 찾았고 마음도 아주 편한 상태예요. 지금 생각해보면 그동안 시도했던 다이어트가 모두 소용없는 것이었어요. 시간과 노력이 아깝네요. '인간이 무엇을 먹는 동물이냐'에 대한 깨달음이 있었다면 시중에서 유행하는 어떤 다이어트도 시도하지 않았을 거예요."

여자의 섹시함이란 무엇인가?

남자와 마찬가지로 여성들도 음식을 바꾸면, 몸이 건강해져서 번식능력이 좋아 보이고 당연히 성적으로 매력적인 여자로 재탄생한다. 여자가 섹시하다는 것은 당연히 매력적이라는 말과 동일시되며 반드시 외모에서 나타나게 되어 있다. 병든 여자에게 아무리 멋진 옷을 입히고 화장을 시킨다고 한들 섹시하게 보일 수는 없다.

서구의 기름진 식사는 일반여성의 에스트로겐(여성호르몬)Estrogen 수치를 50%이상 증가시킨다. 유방과 자궁이 여성호르몬의 균형을 깨트려 아주 민감한 상태로 변한다. 여성호르몬의 불균형이 유방을 자극해서 아주 고통스런 각종 유방질환을 일으키는 것이다. 대부분의 여성들은 월경이 시작되기 전에 약간의 멍울이 생기는데, 50%는 이런 증상 때문에 힘들어하고, 8%는 평상시의 생활에 지장을 줄 만큼 가슴이 따갑게 느껴진다는 결과가 나와 있다. 이처럼 호르몬의 변화로 가슴이 계속해서 자극을 받으면 유방암으로 이어질 확률이 보통 1/9 정도가 된다. 유방성형수술이나 방사선치료가 유방암의 원인이 된다는 것도 잘 알아야 한다. 개인적으로 나는 비록 의사지만, 긴급한 사고로 인한 정형외과적인 수술 외에 어떠한 수술도 바람직하지 않다고 주장해왔다. 수술은 또 다른 병을 부르기 때문이다. 음식을 바꾸고 습관을 바꾸지 않으면 끝없는 수술과 약물치료가 당신의 재산을 모두 빼앗아가고 당신의 육체를 황폐화시킬 뿐이라는 점을 다시 한 번 강조하고 싶다.

서구식 기름진 식사로 인해 여성호르몬이 지나치게 많아져서 자궁에 심한 자극을 주면 월경기간이 매우 고통스러워진다. 혈관이 막혀 있다면, 피가 그 혈관을 타고 자궁 밖으로 나가는데 어려움을 겪는 것은 너무도 당연한 일 아닌가 말이다. 이렇게 몇 년이 지나면 자궁의 출혈이 심해져서 비정상 자궁출혈이라 불리는 상태를 맞게 된다. 그래서 병원에서는 자궁절제술Hysterectomy을 권하게 된다. 기름진 식사로 인한 여성호르몬의 증가는 자궁의 근육도 자극하는데, 이로 인해 자궁근종이 생기고 이것 또한 자궁절제술의 원인이 된다. 기름진 식사는 자궁암의 원인이 되기도 하는데 불행하게도 병원에서는 이 역시 자궁절제술을 권한다. 이런 수술을 하고 난 후에 대부분의 여성들은 무엇이 텅 빈 느낌을 갖게 된다. 당연히 섹스에 흥미를 잃어버리고 우울증으로 고생한다. '무언가 중요한 것이 없어진 것 같다'라고들 말하는데 이것은 사실이다. 자궁은 섹스를 할 때 아주 중요한 윤활유를 생산하는 곳이기 때문이다.

여성호르몬의 순환과 관련된 정서적인 장애를 우리는 생리전증후군(PMS)Premenstrual Syndrome이라 부른다. 집중력 저하, 건망증, 공격성, 우울, 불안 등의 정신적 증상과 부종, 유방통증, 소화장애, 두통, 요통 등의 신체적 증상이 대표적이다. 그러나 이런 증상은 탄수화물(정제탄수화물이 아닌)이 풍부한 과일과 채소와 녹말음식으로 치료된다. 이런 음식은 신경전달물질인 세로토닌을 증가시켜 정서적 장애를 없애고 숲 속에 들어와 있는 것처럼 편안한 마음을 갖게 해준다.

여기에서 나는 캘리포니아 출신의 쉴라Sheila와 도로시Dorothy의 얘기를 해주고 싶다. 41세의 쉴라는 딸을 출산한 이후로 한 번도 살이 빠지지 않았다. 몸무게가 최고로 나갈 무렵(65kg)에 그녀는 다이어트를 시작해야겠다고 맘을 먹었다. 그러나 쉴라에게는 좀 문제가 있었다.

"저는 몇 년 전에 유방암 초기로 진단을 받았어요. 간단한 유방절제술이 필요하다는 소리를 들었죠. 여러 사람들과 상의도 해보고 맥두걸 박사님의 충고를 받아들여서 몸을 쇠약하게 하는 수술을 피하기로 결심했어요. 그 대신 생활습관과 음식을 바꾸어서 치료하기로 결심했죠. 종양만 살짝 절제하는 유방보존술Lumpectomy을 받긴 했어요. 음식을 바꾸자 놀라운 변화가 시작됐죠. 15kg이 빠졌어요. 제 키가 165인데 지금은 50kg이 되었어요. 건강해진 것은 물론이구요. 유방암 진단을 받은 이후에, 제 병이 과도한 지방 때문인 것을 깨달았죠. '음식을 가리지 않고 아무거나 잘 먹는 습관'을 가지라고 학교에서 배운 것이 얼마나 잘못된 것인지를 깨달은 거죠."

그녀 또한 수많은 다이어트를 경험해본 후에 자연식물식이 가장 좋다는 결론을 내렸다. "저도 다른 사람들처럼 수많은 다이어트를 거쳤죠. 그들은 특별한 시간에 특별한 음식만 먹어야 한다고 했어요. 동물성 단백질도 많이 먹어야 한다고 했죠. 고단백질 고지방 음식은 몸을 피곤하게 해서, 에너지를 올리는 당을 더 먹게 만든다는 사실도 나중에 알았어요. 고지방 다이어트를 하면서는 변비도 심해졌고 몸에서 악취가 너무 나서 주위사람들도 힘들게 했죠."

쉴라처럼 70세의 도로시도 인생의 극적인 상황에서 음식을 바꾸어 새 인생을 찾은 경우다. 그 당시 결장암Colon Cancer 진단을 받은 상태였다. "저는 세인트헬레나 병원의 20일 자연식물식 프로그램에 참여했어요. 평소보다 더 많이 먹었죠. 남의 눈치를 볼 필요도 없었죠. 이것을 먹을까 저것을 먹을까 고민할 필요도 없었어요. 과일과 채소와 녹말음식을 양껏 먹었으니까요. 2달 만에 원하는 몸매를 되찾았어요. 10kg이 빠졌으니까요."

"살이 빠지니까 머릿결도 매끈해지더라구요. 시력도 훨씬 좋아졌구요. 피부에도 화색이 돈다는 말을 자주 들어요. 나이가 들어도 여자인가 봐요. 새 옷도 사 입기 시작했어요. 아침에도 일찍 일어나게 되고 잠들 때까지 젊은 여자처럼 에너지가 넘쳐요. 이렇게 컨디션이 좋으니 암도 반드시 이겨나가리라 믿어요. 많이 먹어도 된다고 하지만, 저는 많이 먹지는 않아요. 적게 먹으니까 잠이 더 잘 오기 때문입니다. 몸도 편하고 환경도 깨끗하게 하고... 전 소식하는 편입니다."

도로시는 하루에 30분씩 요가 프로그램에 참여하고 있다. 가끔씩 골프도 하고 정원을 가꾸는 것으로 건강을 돌본다. 그녀는 확실히 처음 볼 때보다 활기차 보였다. 음식을 바꾼다는 것이 얼마나 중요한 것인지 다시 한 번 깨닫는 순간이었다.

끝맺는 말

우리 인간은 보통 80년 정도를 산다. 우리는 자유의지를 가진 인간으로서 80년 동안 최고의 삶을 누릴 권리가 있다. 그 동안 당신이 기름에 찌든 음식을 먹고 감당할 수 없는 비만과 질병으로 고통스러워했다면, 지금 전환점을 찾기 바란다. 우리 몸은 생각보다 매우 빨리 적응한다. 2주, 혹은 한 달만 음식을 바꾸면 당신의 몸은 반드시 보상을 줄 것이다. 자신 있다. 나는 수 없이 그런 변화를 옆에서 지켜봤기 때문이다.

나는 종교인이 아니다. 그러나 성경에 있는 이 말을 좋아한다. '욕심이 잉태한즉 죄를 낳고 죄가 장성한즉 사망을 낳느니라'(야고보서 1장 15절) 죄와 사망의 원인이 욕심이라는 말이다. 그런데 나는 그 욕심의 맨 앞자리에 '식욕'이 있다고 본다. 이 식욕을 조장해서 돈을 버는 세력이 있다. 목축업자, 육가공업자, 식품업자 등이 그들이다. 그들 뒤에 한 세력이 또 기다리고 있다. 그런 음식을 먹고 지치고 쓰러질 때 제약업자와 의료업계가 어서 오라고 반기며 손을 흔든다. 나도 그런 세상의 희생양으로 엄청난 비만이었고 중풍에 걸려 지금도 다리 한쪽을 전다. 혈기왕성했던 젊은 시절에 의사로서 많은 환자들을 기만했었음을 솔직히 고백한다. 그러나 내가 어느 날 강하게 깨달은 순간, 나는 병원에서 뛰쳐나왔다. 모든 병의 원인이 음식에 있음을 깨닫게 된 것이다.

우리는 매우 혼탁한 세상에 살고 있다. 배가 전혀 고프지 않은데도 케이크광고를 본 후에 배가 고파진다. 음식생각이 전혀 없었는데도 식당에서 고기 굽는 냄새를 맡고 갑자기 허기를 느낀다. 나는 여러분이 '음식의 수도승'이 되라는 말은 아니다. 가끔씩 아이스크림을 먹는다고 해서, 한 달에 한 번씩 고기를 먹는다고 해서 신이 우리를 지옥으로 끌고 가지는 않는다. 그런 야박한 신이라면 우리는 그를 위해 헌금을 바칠 필요가 없다. 그러나 나는 여러분이 과일과 채소와 감자와 현미 같은 녹말음식을 사랑하는 사람이 되기를 바란다. 그것은 우리의 먼 조상이 먹던 음식으로 당신의 몸과 영혼을 맑게 해줄 것이다. 내가 바로 그 증거이고, 나와 함께 살을 빼고 질병을 고친 무수히 많은 친구들이 살아있는 증거이기 때문이다.

옮긴이의 말

'상도(商道)'라는 TV 드라마가 있었다. 조선시대 최고의 거부이자 무역상으로 당시 모든 상인들로부터 존경과 흠모를 한 몸에 받았던 순조 때의 거상 임상옥의 일대기를 그린 드라마다. 나는 이 드라마의 주인공인 임상옥(이재룡 분)의 스승인 개성갑부 홍득주(박인환 분)의 점심식사 장면이 잊히질 않는다. 그는 개성갑부로서 많은 재물을 모아 거상(巨商)이 되었는데도 점심은 항상 간장 한 종지에 보리밥 한 공기만 먹었다. 아랫사람들이 그 이유를 물어보니 '가난했을 때의 초심을 잊지 않기 위해서'라고 대답했다. 무려 20여 년 전의 드라마인데도 나는 아직도 그 장면이 잊히지 않는다.

TV를 틀면 음식으로 넘쳐난다. 그냥 '수다 프로그램' 반 '요리 프로그램 반'이다. 그러니까 '물 반 고기 반'이다. 유튜브를 비롯한 SNS도

'먹방'이 점령한지 오래다. 도대체 무엇을 더 먹고 싶은 것일까? 무엇을 섞은 다음 무엇을 더 섞어서 '희귀하게 섞은 음식'을 뽑아내고 싶은 것일까?

요리를 좋아하고 '쫌 한다'는 평판을 들으며 우쭐대기 좋아했던 나는 오래 전에 요리행위를 멈추었다. 요리를 하지 않는 것이 '참요리'라는 깨달음이 왔기 때문이다. 바람과 물과 햇빛으로 1년 내내 자연이 빚어낸 향기로운 자연음식을 불을 때서 볶은 다음 형형색색 옷을 입히는 것은 자연에 반(反)하는 행위라는 깨달음이 왔기 때문이다. 나도 개성갑부 홍득주의 '보리밥과 간장'처럼 단순하게 먹는 삶을 실천하는 1인이 되었다. 아침은 차 한 잔으로 속을 깨우고 점심은 과일만 먹기 시작했다. 저녁은 상추쌈에 현미밥을 먹거나 감자나 옥수수를 통째로 쪄서 먹으면 그만이다. 내가 좋아하는 자연주의자 헬렌 니어링Helen Nearing은 '양념은 거짓 허기를 유발한다'고 했는데 거짓 허기를 없애고 나니 세상이 달리 보였다.

'나는 할 수 있다'고 머리끈을 동여매고 대학입시에 매달렸던 일이나, 직장에서 진급을 위해 야근을 하던 일이나, 사업을 할 때 돈을 세며 희희낙락했던 일들이 모두 '가짜 인생'이었음을 깨닫게 된 것이다. 귀로 들었으나 굴뚝을 타고 사라진 '소박한 삶'과, 글로는 읽었으되 창문을 열고 도망갔던 '무소유의 삶'이 내 삶에 서서히 둥지를 틀기 시작한 것이다. 이 모든 행복한 삶의 출발점은 무엇이었을까? 그렇다. 바로 음식이었다. 화려한 음식에서 소박한 음식으로의 귀환, 보여주기 위한 음식에서 '참음식'으로의 귀환, 바로 그것이었다. 음식이 사람을 바꾸고 영혼까지 바꾼 것이다. 나는 조금 가난해졌지만, 비로소 행복해지기 시작했다.

한국도 선진국의 대열에 끼어들기 시작하면서 채식열풍이 불게 되었다. 이를 눈치챈 상업자본주의자(엄격히 말해서 계속 굴러가려는 관성의 법칙을 충실히 따라가는 상업자본 그 자체)들은 돈이 되는 새로운 물줄기를 만들게 되었는데 바로 채식산업이다. 채식식당이 생겨나기 시작했고 유기농과자니 '달걀 및 우유 무첨가 식빵'이니 하는 것들이 그것이다. 또한 일련의 채식주의자들이 단체를 만들어 세력을 형성하기 시작했다. 그들은 동물을 먹지 말자고 플래카드를 들고 시위를 하면서도 콜라를 마시고 캔디를 먹곤 하는데, 너무도 많은 '뚱뚱한 채식주의자'와 질병으로 신음하는 채식주의자들이 생겨나서 고기 예찬론자들의 조롱을 받기 시작한 것도 사실이다.

그렇게 상업자본주의 음식(동물성 식품이 아닌 것은 맞다)을 애용(?)하는 사람들에게 그래서는 안 된다고 충고하는(?) 새로운 물결이 일었으니 바로 채식의사들의 모임인 베지닥터VegeDoctor로부터 시작된 '자연식물식 운동'이 그것이다. 대장격인 황성수 박사께서 지령을 내리고 행동대장격인 전문의 이의철 선생님이 확성기를 들고 거리로 나간 이 운동은 촛불운동처럼 퍼져나가기 시작했다. 유튜브에서 '과일먹는 남자'로 맹위를 떨치고 있는 프루테리언Frutarian 이레네오가 그 용어를 전격 채용해서 전파했고 뜻을 같이 하는 많은 채식인들이 자연식물식이라는 단어를 적극 수용했다.

동물을 먹지 않는 것도 중요하지만 상업자본주의 공장음식을 먹지 않는 것도 중요하다. 플래카드를 들고 시위하는 채식주의자들도 전혀 눈치를 채지 못하는 것이 있으니, 바로 공장음식에 첨가되어 있는 각종 '동물시체의 부산물'들과 화학첨가물들이다. 동물을 죽이는 행위를 반대하면서 '더 중요한 인간을 죽이는' 공장음식을 거리낌 없이 먹는 것은 문제가 많다는 말이다.

내 기억으로는 1980년대 후반까지 한국에서 주위에 살찐 사람은 아주 드물었다. 나 또한 마른 편이어서 '하나밖에 없는 아들이 단명하지 않게 하려고' 계절마다 녹용을 비롯한 살찌는 한약을 억지로 먹이시는 어머니와 실랑이를 하곤 했다. 살찐 사람을 풍채 좋고 사람좋아 보이는 사장님 스타일로, 돈 많고 후덕해 보이는 귀부인 스타일로 부러워했던 시절도 있었다. 그러나 1990년대 들어와서 눈을 떠보니 세상이 변해 있었다. 온갖 해괴망측한 서양의 음식들이 들어오면서 살찐 사람들로 거리가 물결치기 시작했다. 한국이 못살던 시절 '쫌 사는' 아이들만 먹던 햄버거와 깡통음식은 가짜음식으로 판명이났다. 명절 때나 맛을 보곤 했던 소고기와 돼지갈비가 우리 몸을 퉁퉁 붓게 하고 각종 성인병을 만드는 음식으로 판명이 났다.

미국에서 그랬던 것과 똑같은 순서로 한국에도 마침내 다이어트 열풍이 시작되었다. 곳곳에 헬스클럽이 생기고 약국에서 담배를 팔듯 살을 빼는 약을 팔기 시작했다. 운동으로 한 달 만에 10kg을 뺐다느니, 신비의 약을 먹고 가녀린 몸매가 되었다느니, 방송에서 야구시합처럼 생중계를 시작했다. 그 후로 몇 개월이 지나 헬스클럽이나 살을 빼는 약을 사랑했던 사람들은 모두 요요현상으로 전보다 더 살이 찐다는 사실을 깨닫게 되었다. 그것들 역시 가짜로 판명이 난 것이다. 미국에 살 때 동네 친한 동네 할아버지께서는 '1950년대까지는 미국에서도 뚱뚱한 사람이 그리 흔하지 않았는데, 집집마다 냉장고를 갖추게 되면서 비만이 급속도로 늘어났다'고 설명해주셨다. 말하자면 냉장고에 저장하게 되는 공장음식과 각종 육류가 범인이었던 셈이다.

인간은 진화론적으로도 뚱뚱한 동물이 아니다. 하마나 멧돼지처럼 우람한 동물이 아니고 사슴이나 얼룩말보다 더 날씬한 동물이다. 그리고 인류가 700만년 진화해오는 동안 최근처럼 살이 찌고 병으로 신음했던 적은 단 한 번도 없었다. 700만년 동안 이렇게 온갖 동물을 많이 잡아먹었던 적이 없었고, 온갖 음식을 정제한 후 화학약품 넣어 해괴망측한 음식으로 제조해 먹었던 적도 없었다. 이것이 정답이다. 몸을 움직이지 않는 생활도 문제지만 음식 때문에 뚱뚱해지고 질병에서 허덕인다. 그러나 우리 인간은 기름진 잔치음식을 먹고 살을 빼러 헬스클럽에 간다. 이상하지 않은가?

맥두걸 박사는 그 동안 내가 궁금했던 문제에 대해 해답을 내려주었다. 그는 이 책에서 '살은 왜 찌는가'에 대한 원인규명과 '살은 어떻게 빠지는가'에 대해 구체적인 과정을 설명해 주었다. 평생 '살 안찌고 질병없이 사는 법'에 대한 해결책도 제시했음은 물론이다. 이 책은 살을 빼는 기술을 요약한 시중의 얄팍한 다이어트 책이 아니다. '이렇게 하면 살이 빠진다'가 아니라 '살이란 무엇이고, 왜 찌고, 어떻게 빠지는지' 그 원리를 설명한다. 살이 빠지고 독소가 빠져나가면서 질병도 당연히 사라지는 원리 말이다. 당연히 정답은 자연식물식이다.

나는 이 책을 번역하면서 맥두걸 박사의 인체에 대한 이해와 경험에 경탄하지 않을 수가 없었다. 그 동안 내가 궁금했던 많은 문제에 대해 해답을 내려주었다. 늦은 밤 번역을 하면서, 인류가 몰랐던 새로운 별자리를 발견한 천문학자의 벅찬 감동을 느꼈다. 새로운 별자리(원래 거기에 있었지만)는 맥두걸 박사가 발견했고 나는 다만 그 소식을 한국에 전해줄 뿐이다. 오늘 나는 손주가 태어났다는 엽서를 전해주러, 홀로 사는 산골 할머니를 찾아가는 우편배달부처럼 가슴이 뛴다.

본문 참고서적 및 자료

Chapter 1

Carl Lewis on the McDougall Program:

Marx, J. Catching up with the world's fastest human. *Runner's* World August 1992, pages 62-69.

Quote: cancer easier to cure than obesity:

Council on Scientific Affairs. Treatment of obesity in adults. *JAMA* 260:2547, 1988.

Chapter 2

After starving, people will eat to the point of death:

Keys, A. et al. *The biology of Human Starvation.* Minneapolis, University of Minnesota Press, 1950, page 1385.

Dieting leads to changes that make weight regain easier:

Polivy, J. Dieting and binging. *Am Psychologist* 40:193, 1985.

Frankle, R. *Obesity and Weight Control.* The Health Professionals Guide to Understanding and Treatment. Rockville, MD: Aspen, 1988. Page 99.

Manore, M. Energy expenditure at rest and during exercise in nonobese female dieters and in nondieting control subjects. *Am J Clin Nutr* 54:41, 1991.

Blackburn, G. Weight cycling : the experience of human dieters. *Am J Clin Nutr* 49:1105, 1989

Steen, S. Metabolic efffects of repeated weight loss and regain in adolescent wrestlers. *JAMA* 260:47, 1988.

Dulloo, A. Adaptive changes in energy expenditure during refeeding following low-calorie intake: evidence for a specific metabolic component favoring fat storage. *Am J Clin Nutr* 52:415, 1990.

Kern, P. The effects of weight loss on the activity and expression of adipose-tissue lipoprotein lipase in very obese humans. *N Engl J Med* 322:1053, 1990.

Fat provides no satisfaction / carbohydrate satisfies hunger:

Blundell, J. Dietary fat and the control of energy intake: evaluating the effects of fat on meal size and postmeal satiety. *Am J Clin Nutr* 57 (suppl): 772S, 1993.

Tremblay, A. Impact of dietary fat content and fat oxidation on energy intake in humans. *Am J Clin Nutr* 49:799, 1989.

Flatt, J. Dietary fat, carbohydrate balance, and weight maintenance: effects of exercise. *Am J Clin Nutr* 45:296, 1987.

Chapter 3

Your hunger drive demands you consume sufficient carbohydrates:

Blundell, J. Dietary fat and the control of energy intake: evaluating the effects of fat on meal size and postmeal satiety. *Am J Clin Nutr* 57 (suppl):

772S, 1993.

Ravussin, E. Pathophysiology of obesity. *Lancet* 340:404, 1992.

Duncan, K. The effects of high and low energy density diets on satiety, energy intake, and eating time of obese and nonobese subjects. *Am J Clin Nutr* 37:763: 1983.

Miller, W. Diet Composition, energy intake, and exercise in relation to body fat in men and women. *Am J Clin Nutr* 52:426, 1990.

Protein encourages aggressive behavior/Carbohydrate quiets irritability and depres-sion:

Wurtman, J. Carbohydrate craving in obese people: suppression by treatments affecting serotoninergic transmission. *Int J Eating Disorders* 1:2, 1981.

Wurtman, J. Effect of nutrient intake on premenstrual depression. *Am J Obstet Gynecol* 161:1228, 1989.

Wurtman. J. Behavioural effects of nutrients. *Lancet* 1:1145, 1983.

Glaeser, B. Changes in brain levels of acidic, basic, and neutral amino acids after consumption of single meals containing various portions of protein. *J Neurochem* 41:1016, 1983.

Lieberman, H. The effects of dietary neurotransmitter precursors on human behavior. *Am J Clin Nutr* 42:366, 1985.

Chapter 4

Cost of storing fat is 3 percents of calories:

Danfourth, E. Diet and obesity. *Am J Clin Nutr* 41:1132, 1985.

The fat you eat is the fat you wear (same chemical structure):

Leo, T. Hydrogenated oils and fats: the presence of chemically-midified fatty acids in human adipose tissue. *Am J Clin Nutr* 34:877, 1981.

London, S. Fatty acid composition of subcutaneous adipose tissue and diet in postmenopausal US women. *Am J Clin Nutr* 54:340, 1991.

Insull, W. Studies of arteriosclerosis in Japanese and American men. I comparison of fatty acid composition of adipose tissues. *Am J Clin Invest* 48:1313, 1969.

Dayton, S. Composition of lipids in human serum and adipose tissues during prolonged feeding of a diet high in unsaturated fats. *J Lipid Res* 7:103, 1966.

Hirsch, J. Studies of adipose tissues in man. A microtechnique for sampling and analysis. *Am J Clin Nutr* 8:499, 1960.

Beynen, A. A mathematical relationship between the fatty acid composition of the diet and that of the adipose tissue in man. *Am J Clin Nutr* 33:81 1980.

Carbohydrates don't turn to fat under usual conditions:
Oliver, O. Oxidative and nonoxidative macronutrient disposal in lean and obese subjects after mixed meals. *Am J Clin Nutr* 55:630, 1992.

Acheson, K. Carbohydrate metabolism and de novo lipogenesis in human obesity. *Am J Clin Nutr* 45:78, 1987.

Hellerstein, M. Measurement of de novo hepatic lipogenesis in humans using stable isotopes. *J Clin Invest* 87:1841, 1991.

Acheson, K. Glycogen storage capacity and de novo lipogenesis during massive carbohydrate overfeeding in man. *Am J Clin Nutr* 48: 240, 1988.

Chapter 5

Huger satisfaction begins with chewing:
Smith, G. Peripheral control of appetite. *Lancet* 2:88 1983.

Duncan, K. The effects of high and low energy density diets on satiety, energy intake, and eating time of obese and nonobese subjects. *Am J Clin Nutr* 37:763, 1983.

Bulk alone fills the stomach:

Smith, M. The role of bulk in the control of eating. *J comp physiology Psychology* 55:115, 1962.

Fiber blocks fat absorption:

Isaksson, N. Effects of dietary fiver on pancreatic enzyme activities of ileostomy evacuates and on excretion of fat and nitrogen in the rat. *Scand J Gastroenterol* 18:417, 1983.

Sandberg, A. The effect of citrus pectin on the absorption of nutrients in the small intestine. *Hum Nutr* 37C:171, 1983.

Insulin keeps the fat in fat cells:

Cahill, G. Hormone-fuel interrealationships during fasting. *J Clin Invest* 45:1751, 1966.

Eckel, R. Insulin resistance: and adaption for weight maintenance. *Lancet* 340: 1452, 1990.

Most obese people have elevated insulin:

Karam, J. Excessive insulin response to glucose in obes subjects as measured by immunochemical assay. *Diabetes* 12:197, 1963.

Weight loss lowers insulin:

Farrant, P. Insulin release in response to oral glucose in obesity: The effect of reduction of body weight. *Diabetologia* 5:198, 1969.

Insulin shots and diabetic pills encourage weight gain:

Welles, S. Effect of a sulfonylurea and insulin on energy expenditure in type II diabetes mellitus. *J Clin Endocrinol Metab* 66:593, 1988.

Harris, M. Exogenous insulin therapy slows weight loss in type 2 diabetic patients. *Int J Obes* 12:149, 1988.

Chapter 6

Processing of grains means greater absorption of calories and higher insulin:

Jenkins, D. Wholemeal versus wholegrain breads: proportion of whole or cracked grain and the glycemic index. *Br Med J* 297:258, 1988.

O'Dea, K. Physical factors influencing postprandial glucose and insulon responses to starch. *Am J Clin Nutr* 33:760, 1980.

O'Dea, K. The rate of starch hydrolysis in vitro as a predictor of metabolic responses to complex carbohydrates in vivo. *Am J Clin Nutr* 34:1991, 1981.

Snow, P. Factors affecting the rate of hydrolysis of starch in food. *Am J Clin Nutr* 34:2721, 1981.

Legumes slow absorption and reduce insulin and gluocose response:

Thorne, M. Factors affecting starch digestibility and the glycemic response with special references to legumes. *Am J Clin Nutr* 38:481, 1983.

O'Dea, K. The rate of starch hydrolysis in vitro does not predict the metabolic responses of legumes in vivo. *Am J Clin Nutr* 38:382, 1983.

WÜrsh, P. Metabolic effects of instant beans and potato over 6 hours. *Am J Clin Nutr* 48:1418, 1988.

Jenkins, D. Effect of processing on digestibility and the blood glucose response: a study of lentils. *Am J Clin Nutr* 36:1093, 1982.

Lin H. Sustained slowing effets on lentils on gastric emptying of solids in humans and dogs. *Gastroenterology* 102:787, 1992.

Cooking increases blood sugar and insulin responses:

Collings, P. Effect of cooking on serum glucose and insulin responses to starch. *Br Med J* 282:1032, 1981.

Douglass, J. Raw diet and insulin requirement. *Ann Intern Med* 82:61, 1975.

Horowitz, D. Raw diet and diabetes mellitus. *Ann Intern Med* 82:853, 1957.

Douglass, J. Effct of a raw food diet on hypertension and obesity. *South Med J* 78:841, 1985.

271

Processing fruit increases insulin and blood sugar responses:

Haber, G. Depletion and disruption of dietary fiber. Effects on satiety, plasma-glucose, and serum-insulin. *Lancet* 2:697, 1977.

Fruit raises insulin:

Roongpisuthipong, C. Postprandial gluose and insulin responses to various tropical fruits of equivalent carbohydrate content in non-insulin dependent diabetes mellitus. *Diabetes Res Clin Pract* 14:123, 1991.

Fruit (fructose) raises triglycerides more than do other sugars:

Hallfrisch, J. Metabolic effects of dietary fructose. *Faseb J* 4:2652, 1990.

Sugar raises insulin and blood sugar more than does starch:

Reiser, S. Isocaloric exchanges of dietary starch and sucrose in humans. II. Effect on fasting blood insulin, glucose, and glucagon and on insulin and glucose response to a sucrose load. *Am J Clin Nutr* 32:2206, 1979.

Small amounts of sugar are of little consequence:

Bantle, J. Postprandial glucose and insulin responses to meal containing different carbohydrates in normal and diabetic subjects. *N Engl J Med* 309:7, 1983.

Eating fat with sugar is worse:

Suzuki, M. Simultaneous ingestion of fat and sucrose may contribute to development of obesity: a larger body fat accumulation as compared with their separate ingestion, *Fed proc* 45:481, 1986.

Sclafani, A. Dietary-induced overeating. *Ann NY Acad Sci* 575:281, 1989.

Obese people tend to gorge:

Adams, C. Periodictiy of eating: implications for human consumption. *Nutr Res* 1:525, 1981.

Southgate, D. Nibblers, gorgers, snackers, and grazers. Eating little and (very) often is beneficial to health. *Br Med J* 300:136, 1990.

Frequent meals reduce blood glucose and insulin response:

Berteslen, J. Effect of meal frequency on blood glucose, insulin, and free
fatty acids in NIDDM subjects. *Diabetes Care* 16:4, 1993.

Jenkins, D. Nibbling versus gorging: metabolic advantages of increased
meal frequency. *N Engl J Med* 321:929, 1989.

Thinking of eating may burn calories (cephalic thermogenesis):

Allard, M. Effects of cold acclimation, cold exposure, and palatability on
postprandial thermogenesis in rats. *Int J Obesity* 12:169, 1987.

LeBlanc, J. Effect of meal size and frequency on the postprandial thermo-
genesis of dogs. *Am J Physiol* 250:E144, 1986.

Brand, J. Chemical senses in the release of gastric and pancreatic secretions.
Ann Rev Nutr 2:249, 1982.

Chew foods thoroughly for satisfaction:

Duncan, K. The effects of high and low energy density diets on satiety,
energy intake, and eating time of obese and nonobese subjects. *Am J
Clin Nutr* 37:763: 1983.

Restricting variety of foods decreases intake:

Spiegel, T. Effects of variety on food intake of underweight, normal-weight
and overweight women. *Appetite* 15:47, 1990.

Rolls, B. Pleasantness changes and food intake in a varied four-course meal.
Appetite 5:337, 1984.

Rolls, B. Variety in a meal enchances food intake in man. *Physiol Behav*
26:215, 1981.

Bellisle, F. The structure of meals in humans: eating and drinking patterns
in lean and obese subjects. *Physiol Behav* 27:649, 1981.

Complete nutrients from simple straches:

Lopez de Romana, G. Prolonged consumption of potato-based diets by in-
fants and small children. *J Nutr* 111:1430, 1981.

Lopez de Romana, G. Utilization of the protein and energy of the white

Kon, S. The value of whole potatoes in human nutrition. *Biochemical J* 22:258, 1928.

Kempner: a simple, safe solution to massive obesity:

Kempner, W. Treatment of massive obesity with Rice/Reduction Diet Program. *Arch Intern Med* 135:1575, 1975.

Fiber decreases insulin response:

Albrink, M. Effect of high-and low-fiber diets on plasma liquids and insulin. *Am J Clin Nutr* 32:1486, 1979.

Potter, J. Effect of test meals of varying dietary fiber content on plasma insulin and glucose response. *Am J Clin Nutr* 34:328, 1981.

Salt and obesity:

Thorburn, A. salt and glycaemic response. *Br Med J* 292:1697, 1986.

O'Donnell, L. Failure of salt to increase starch digestibility and glycemic response. *Br Med J* 296;394, 1988.

Hot red peppers increase calorie expenditure:

Cameron-Smith, D. Capsaicin and dihydrocapsaicin stimulate oxygen consumption in the perfused rat hindlimb. *Int J Obes* 14:259, 1990.

Artificial sweeteners may slow weight loss:

Rogers, P. Uncoupling sweet taste and calories: comparison of the effects of glucose and three intense sweeteners on hunger and food intake. *Physiol Behav* 43:547, 1988.

Tordoff, M. How do non-nutritive sweeteners increase food intake? *Appetite* 11(suppl):5, 1988.

Brala, P. Effects of sweetness perception and caloric value of a preload on short term intake. *Physiol Behav* 301:1, 1983.

Ionescu, E. Taste-induced changes in plasma insulin and glucose turnover in learn and obese rats. *Diabetes* 37:773, 1988.

274

Wurtman, R. Neurochemical changes following high-dose aspartame with dietary carbohydrates. *N Engl J Med* (letter) 309:429, 1983.

Tordoff, M. Oral stimulation with aspartame increases hunger. *Physiol Behav* 47:555, 1990.

Blundell, J. Paradoxical effects of and intense sweetener (Aspartame) on appetite. *Lancet* (letter) 1:1092, 1986.

Water causes food to enter intestine faster:

Cooke, A. Control of gastric emptying and motility. *Gastroenterology* 68:804, 1975.

Schusdziarra, V. Effect of soli and liquid carbohydrates upon postprandial pancreatic endocrine function. *J Clin Endocrinol Metab* 53:16, 1981.

Chapter 7

Progesterone increases appetite:

Landau, R. The appetite of pregnant women. *JAMA* 250:3323, 1983.

No increase in food intake in pregnant women in rural countries:

Tuazon, M. Energy requirements of pregnancy in the Philippines. *Lancet* 2:1129, 1987.

Durnin, J. Is nutritional status endangered by virtually no extra intake during pregnancy? *Lancet* 2:823, 1985.

Lawrence, M. Maintenance energy cost of pregnancy in rural Gambian women and the influence of dietary status. *Lancet* 2:363, 1984.

Women carry 20 percent extra weight effortlessly:

Jones, C. Fatness and the energy cost of carrying loads in African women. *Lancet* (letter) 2:1331, 1987.

Small women need 1,000 calories a day for basic metabolism:

Cunningham, J. A reanalysis of the factors influencing basal metabolic rate in normal adults. *Am J Clin Nutr* 33:2372, 1980.

Cunningham, J. Body composition and resting metabolic rate: the myth of feminine metabolism. *Am J Clin Nutr* 36:721, 1982.

Fat distribution and sex hormones:

Steingrimsdottir, L. Hormonal modulation of adipose tissue lipoprotein lipase may alter food intake in rats. *Am L Physiol* 239:E162, 1980.

Evans, D. Relationship of androgenic activity to body fat topography, fat cell morphology, and metabolic aberrations in premenopausal women. *J Clin Endocrinol Metab* 57:304, 1983.

Fat men with higher risk factors:

Kalkhoff, R. Relationship of body fat distribution to blood pressure, carbohydrate tolerance, and plasma lipids in healthy obese women. *J Lap Clin Med* 102:621, 1983.

Krotkiewski, M. Impact of obesity on metabolism in men and women. Importance of regional adipose tissue distribution. *J Clin Invest* 72:1150, 1983.

Chapter 8

Obese people underreport food intake:

Lightman, S. Discrepancy between self-reported and actual caloric intake and exercise in obese subljects. *N Engl J Med* 327:1893, 1992.

Bandini, L. Validity of reported energy intake in ovese and nonobese adolescents. *Am J Clin Nutr* 52:421, 1990.

Obese people are found to eat less food:

Thompson, J. Exercise and obesity: etiology, physiology, and intervention. *Psych Bull* 91:55, 1982.

Maxfield, E. Patterns of food intake and physcal activity in obesity. J Am *Diet Assoc* 49:406, 1966.

Beaudoin, R. Food intakes of obese and nonobese women. *J Am Diet Assoc* 29:29, 1953.

McCarthy, M. Dietary and activity patterns of obese women in Trinidad. *J Am Diet Assoc* 48:33, 1966.

Huston, E. Measures of body fat and related factorsin normal adults. *J Am Diet Assoc* 47:179, 1965.

Bradfield, R. Energy expenditure and heart rate of obese high school girls. *Am J Clin Nutr* 24:1482, 1971.

Stefanik, P. Caloric intake in relation to energy output of obese and non-obese adolescent boys. *Am J Clin Nutr* 7:55, 1959.

Johnson, M. Relative importance of inactivity and overeacting n the energy balance of obese high school girls. *Am J Clin Nutr* 4:37, 1956.

Hampton, M. Caloric and nutrient intakes of teenagers. *J Am Diet Assoc* 50:385, 1967.

Gazzaniga, J. Relationship between diet composition and body fatness, with adjustment for resting energy expenditure and physical activity, in pre-adolescent children. *Am J Clin Nutr* 58:21, 1993.

Obese people burn fewer calories:

Jequier, E. New evidence for a thermogenic defeat in human obesity. *Int J Obesity* 9(suppl):1, 1985.

Even after weight loss, people are still metabolically efficient:

Froidevaux, F. Energy expenditure in obese women before and during weight loss, after refeeding, and in the weight-relapse period. *Am J Clin Nutr* 57:35, 1993.

Kern, P. The effects of weight loss on the activity and expression of adipose-tissue lipoprotein lipase in very obese human. *N Engl J Med* 322:1053, 1990.

Obese girls exercised less:

Johnson, M. Relative importance of inactivity and overeating in the energy balance of obese high school girls. *Am J Clin Nutr* 4:37, 1956.

Too many fat cells:

Salans, L. Studies of human adipose tissue. Adipose cell size and number in nonobese and obese people. *J Clin Invest* 52:929, 1973.

Brook, C. Relation between age of onset of obesity and size and number of adipose cells. *Br Med* J 2:25, 1972.

BJörntorp, P. Effects of refeeding on adipocyte metabolism in the rat. *Int J Obesity* 4:11, 1980.

Obesity in pets and their owners:

Mason, E. Obesity in pet dogs. *Veterinary Record* 86:612, 1970.

Quotes on obesity:

Van Itallie, T. Bad news and good news about obesity. *N Engl J Med* 314:239, 1986.

Garrow, J. Predisposition to obesity. *Lancet* 1:1103, 1980.

Obese people consum more fat than lean people:

Swinburn, B. Energy balance or fat balance? *Am J Clin Nutr* 57(suppl):766s, 1993.

Gazzaniga, J. Relationship between diet composition and body fatness, with adjustment for resting energy expenditure and physical activity, in pre-adolescent children. *Am J Clin Nutr* 58:21, 1993.

Blundell, J. Dietary fat and the control of energy intake: evaluation the effects of fat on meal size and postmeal satiety. *Am J Clin Nutr* 57(suppl): 772S, 1993.

Romieu, I. Energy intake and other determinants of relative weight. *Am J Clin Nutr* 47:995, 1998.

Dreon, D. Dietary fat:carbohydrate ratio and obesity in middle-aged men. *Am J Clin Nutr* 47:995, 1988.

Tremblay, A. Impact of dietary fat content and fat oxidation on energy intake in humans. *Am J Clin Nutr* 49:799, 1989.

Tremblay, A. Nutritional determinants of the increase in energy intake associated with a high-fat diet. *Am J Clin Nutr* 53:1134, 1991.

Prewitt, T. Changes in body weight, body composition, and energy intake in women fed high- and low-fat diets. *Am J Clin Nutr* 54:304, 1991.

Miller, W. Diet composition, energy intake, and nutritional status in relation to obesity in men and women. *Med Sci Sports Exercise* 23:280, 1991.

Chapter 9

Exercise adds to diet therapy:

Gwinup, G. Effect of exercise alone on the weight of obese women. *Arch Intern Med* 135:676: 1975.

Hegan, R. The effects of aerobic conditioning and/or caloric restriction in overweight men and women. *Med Sci Sports Exercise* 18:87, 1986.

Exercise improves mood and self-image:

Daniel, M. Opiate receptor blockade by naltrexone and mood state after acute physical activity. *Br J Sports Med* 26:111, 1992.

Raglin, J. Exercise and mental health. Beneficial and detrimental effects. *Sports Med* 9:323, 1990.

Folkins, C. Physical Fitness training and mental health. *Am Psychol* 36:373, 1981.

Carr, D. Physical conditioning facilitates the exercise-induced secretion of bets-endorphins and beta-lipotropin in women. *N Engl J Med* 305:560, 1981.

Exercise relieves depression and anxiety:

Greist, J. Running through your mind. J Psycho-Somatic Res 22:259, 1978.

Mersey, D. Health benefits of aerobic exercise. *Postgrad Med* 90:103, 1991.

A high-carbohydrate diet makes things even better: less tension, depression, and anger:

Keith, R. Alterations in dietary carbohydrate, protein, and fat intake and mood state in trained female cyclists. *Med Sci Sports Exercise* 23:212,

1991.

Exercise improves mood and self-image:

Horton,E. Metabolic aspects of exercise and weight reduction. *Med Sci Sports Exercise* 18:10, 1986.

Dietary fat decreases blood oxygen by 20 percent:

Kuo, P. The effect of lipemia upon coronary circulation and peripheral arterial circulation in patients with essential hyperlipemia. *Am J Med* 26: 68, 1959.

Animal fat makes blood clots, leading to heart attacks:

Simson, H. Hypertriglyceridemia and hypercoagulability. *Lancet* 1:786, 1983.

Ulbright, T. Coronary heart disease: seven dietary factors. *Lancet* 338:985, 1991.

Body uses fat during exercise:

Rodahl, K. Plasma free fatty acids in exercise. *J Appl Physiol* 19:489, 1964.

Mole, P. Adaption of muscle to exercise. Increase in levels of palmityl CoA synthetase, carnitine palmityltransferase, and palmityl CoA dehydrogenase, and in the capacity to oxidize fatty acids. *J Clin Invest* 50:2235, 1971.

Postexercise rise in energy expenditure:

Bielinski, R. Energy metabolism during the postecercise recovery in man. *Am J Clin Nutr* 42:69, 1985.

Bahr, R. Effect of duration of exercise on excess postexercise O2 consumption. *J Appl Physiol* 62:485, 1987.

Behm, B. Recovery energy expenditure for steady state exercise in runners and nonexercisers. *Med Sci Sports Exercise* 18:205, 1986.

Exercise counteracts plateaus:

Donahoe, C. Metabolic consequences of dieting and exercise in the treatment of obesity. *J Consult Clin Psychol* 52:827, 1984.

Exercise decrease calorie intake:

Thompson, J. Exercise and obesity: etiology, physiology, and intervention. *Psych Bull* 91:55, 1982.

Woo, R. Effect of exercise on spontaneous calorie intake in obesity. *Am J Clin Nutr* 36:470, 1982.

Woo, R. Voluntary food intake during prolonged exercise in obese women. *Am J Clin Nutr* 36:478, 1982.

Staten, M. The Effect of exercise on food intake in men and women. *Am J Clin Nutr* 53:27, 1991.

Exercise protects muscle during dieting:

Moyer, C. Body composition changes in obese women on a cery low calorie diet with and without exercise. *Med Sci Sports Exercise* 17:292, 1985.

Zuti, B. Comparing diet and exercise as weight reduction tools. *Physician Sports Med* 4:49, 1976.

Three days of exercise a week for fat loss:

Pollock, M. Frequency of training as a determinant for improvement in cardiovascular function and body composition of middle-aged men. *Arch Phys Med Rehabil* 56:141, 1975.

Position Statement on proper and improper weight loss programs. *Med Sci Sports Exercise* 15:ix, 1983.

Dill, D. Oxygen usd in horizontal and grade walking and running on the treadmill. *J Appl Physiol* 20:19, 1965

Exercising at any time is good, but before meals may decrease food intake:

Welle, S. Metabolic responses to a meal during rest and low-intensity exercise. *Am J Clin Nutr* 40:990, 1984.

Greenwood, M. Obesity. New York, London, Melbourne: Churchill Livingston, 1983, page 69.

Duration, frequency, and intensity, not type, of exercise are most important:

Pollock, M. Effects of mode of training on cardiovascular function and body composition of adult men. *Med Sci Sports Exercise* 7:139, 1975.

We need 2¹/² percent of calories as protein:

Rose, W. The amino acid requirements of adult man, XVI, the role of the nitrogen intake. *J Biol Chem* 217:997, 1955.

Hegsted, D. Minimum protein requirements of adults. *Am J Clin Nutr* 21: 352, 1968.

Hoffman, W. Nitrogen requirement of normal men on a diet of protein hydrolysate enriched with limiting essential amino acids. *J Nutr* 44:123, 1951.

Dole, V. Dietary treatment of hypertension, clinical and metabolic studies of patients on the Rice-Fruit Diet. *J Clin Invest* 29:1189, 1950.

Spot reduction doesn't work:

Krotkiewski, M. The effect of unilateral isokinetic strength training on local adipose and muscle tissue morphology, thickness, and enzymes. *Eur J Appl Physiol* 42:271, 1979.

Garrow, J. Losing fat. *Lancet* 2:387, 1985.

Chapter 10

Alcohol increases insulin:

Nikkilviä, E. Ethanol-induced alterations of glucose tolerance, postglucose hypoglycemia, and insulin secretion in normal, obese, and diabetic subjects. *Diabetes* 24:933, 1975.

Taskinen, M. High density lipoprotein subfractions and postheparin plasma lipases in alcoholic men before and after ethanol withdrawal. *Metabolism* 31:1168, 1982.

Heavy drinkers are leaner:

Colditz, G. Alcohol intake in relation to diet and obesity in women and men. *Am J Clin Nutr* 54:49, 1991.

Mezey, E. Metabolic impairment and recovery time in acute ethanol intoxication. *J Nerv Mental Dis* 153:445, 1971.

Chocolate, not alcohol, causes weight gain:

Pirola, R. The energy cost of the metabolism of drugs, including ethanol. *Pharmacology* 7:185, 1972.

Alcohol is not turned to fat, but burned as heat:

Lieber, C. Perspectives: Do alcohol calories count? *Am J Clin Nutr* 54:976, 1991.

Lands, W. The case of the missing calories. *Am J Clin Nutr* 54:47, 1991.

Suter, P. The effect of ethanol on fat storage in healthy subjects. *N Engl J Med* 326:983, 1992.

Alcohol replacing carbohydrate results in weight loss:

Pirola, R. The energy cost of the metabolism of drugs, including ethanol. *Pharmacology* 7:185, 1972.

Coffee can cause profound weight loss:

Sours, J. Case reports of anorexia and cafeinism. *Am J Psychiatry* 140:235, 1983.

Caffeine increases metabolic rate, mobilizes fat, causes thermogenesis, and increases respiration:

Higgins, H. The effects of certain drugs on the respiration and gaseous metabolism in normal weight human subjects. *J Pharmacol Exptl Therap* 7:1, 1915.

Acheson, K. Caffeine and coffee: their influence on metabolic rate and substrate utilization in normal and obese individuals. *Am J Clin Nutr* 33:989, 1980.

Jung, R. Caffeine: its effect on catecholamines and metabolism in lean and obese humans. *Clin Sci* 60:527, 1981.

Overweight people drink more coffee:

Haffner, S. Coffee consumption, diet, and lipids. *Am J Epidemiol* 1222:1, 1985.

Jacobsen, B. The Tromso Heart Study: The relationship between food habits and the body mass index. *J Chron Dis* 40:795, 1987.

Decaffeinated coffee produces stomach acid:

Cohen, S. Gastric acid secretion and lower-esophageal-sphincter pressure in response to coffee and caffeine. *N Engl J Med* 293:897, 1975.

Ephedrine and caffeine for weight loss:

Malchow-Moller, A. Ephedrine as an anorectic: the story of the "Elsinore pill." *Int J Obesity* 5:183, 1981.

Astrup, A. The effect of ephedrine / caffeine mixture on energy expenditure and body composition in obese women *Metabolism* 41:686, 1992.

Dulloo, A. The thermogenic properties of ephedrine / methylxanthine mixtures: animal studies *Am J Clin Nutr* 43:388, 1986.

Chapter 11

High-carbohydrate foods relieve depression:

Wurtman, J. Effect of nutrient intake on premenopausal depression. *Am J Obstet Gynecol* 161:1228, 1989.

High-carbohydrate foods benefit sleep:

Philips, F. Isocaloric diet changes and electroencephalographic sleep. *Lancet* 2:723, 1975.

Too much sleep causes mental illness:

Wehr, T. Improvement of depression and triggering of mania by sleep deprivation. *JAMA* 267:548, 1992.

Sleep control relieves depression:

Wu, J. The biological basis of an antidepressant response to sleep deprivation and relapse: review and hypothesis. *Am J Psychiatry* 147:14, 1990.

Leibenluft, E. Is sleep deprivation useful in treatment of depression? Am J *psychiatry* 149:159, 1992.

Wu, J. Effect of sleep deprivation on brain metabolism of depressed patients. *Am J Psychiatry* 149:538, 1992.

Chapter 13

High-fat diet impairs circulation:

Kuo, P. The effect of lipemia upon coronary circulation and peripheral arterial circulation in patients with essential hyperlipemia. *Am J Med* 26:68, 1959.

Kuo, P. Angina pectoris induced by fat ingestion in patients with coronary artery disease. Ballistocardiographic and electrocardiographic findings. *JAMA* 158:1008, 1995.

Williams, A. Increased blood agglutination following ingestion of fat, a factor contributing to cardiac ischemia, coronary insufficiency and anginal pain. *Angiology* 8:29, 1957.

Oily skin and hair from your diet:

Pochi, p. Sebum production, casual sebum levels, titratable acidity of sebum and urinary fractional 17-ketosteroid excretion in males with acne. *J Invest Dermatol* 43:383, 1964.

Wilkinson, D. Psoriasis and dietary fat: The fatty acid composition of surface and scale (ether-soluble) lipids. *J Invest Dermatol* 47:185, 1966.

Acne from a high-fat diet:

Rasmussen, J. Diet and acne (review). *Int J Dermatol* 16:488, 1977.

Rosenberg, E. Acne diet reconsidered. *Arch Dermatol* 117:193, 1981.

Diseases causing skin changes (lupus):

Taylor, H. Systemic lupus erythematosus in Zimbabwe. *Ann Rheum Dis* 45:645, 1986.

Corman, L. The role of diet in animal models of systemic lupus erythematosus: possible implications of human lupus. *Seminars Arthritis Rheum* 15:61, 1985.

Ovarian cysts are common:

Polson, D. Polycystic ovaries—a common finding in normal women. *Lancet* 1:870, 1988.

Diet changes reproductive hormone levels:

Adlercreutz, H. Diet and plasma androgens in postmenopausal vegetarian and omnivorous women and postmenopausal women with breast cancer. *Am J Clin Nutr* 49:433, 1989.

Woods, M. Low-fat, high-fiber diet and serum estrone sulfate in premenopausal women. *Am J Clin Nutr* 49:1179, 1989.

Rose, D. Effect of a low-fat diet on hormone levels in women with cystic breast disease. I. Serum steroids and gonadotropins. *J Natl Cancer Inst* 78:623, 1987.

Rose, D. Effect of a low-fat diet on hormone levels in women with cystic breast disease. II. Serum radioimmunoassayable prolactin and growth hormone and bioactive lactogenic hormones. *J Natl Cancer Inst* 78:627, 1987.

Howie, B. Dietary and hormonal interrelationships among vegetarian Seventh-Day Adventists and nonvegetarian men. *Am J Clin Nutr* 42:127, 1985.

Hill, P. Plasma hormones and lipids in men at different risk of coronary artery disease. *Am J Clin Nutr* 33:1010, 1980.

Hill, P. Diet, lifestyle and menstrual activity. *Am J Clin Nutr* 33:1192, 1980.

Hill, P. Det and prolactin release. *Lancet* 2:806, 1976.

Hamalainen, E. Diet and serum sex hormones in healthy men. *J Steroid Biochem* 20:459m 1984.

Ingram, D. Effect if low-fat diet on female sex hormones levels. *J Natl Cancer Inst* 79:1225, 1987.

Gorbach, S. Estrogens, breast cancer, and intestinal flora. *Rev Infect Dis* 6(suppl 1):S85, 1984.

Goldin, B. Estrogen excretion patterns and plasma levels in vegetarian and omnivorous women. *N Engl J Med* 307:1542, 1982.

Goldin, B. Effect of diet on excretion of estrogens in pre- and postmeno-pausal women. *Ca Res* 41:3771, 1981.

Boyd, N. Effect of a low-fat high-carbohydrate diet on symptoms of cyclical mastopathy. *Lancet* 2:128, 1988.

High-fat diet contributes to baldness in men and body hair in women:

Inaba, M. Can human hair grow again? *J Dermatol Surg Oncol* 12:672, 1986.

Conway, G. Hirsutism. *Br Med J* 301:619, 1990.

Body odors from foods:

Cummings, J. Fermentation in the human large intestine: evidence and im-plications for health. *Lancet* 1:1206, 1983.

Diet causes arterial damage, which causes sexual impotence:

Virag, R. Is impotence an arterial disorder? A study of arterial risk factors in 440 impotent men. *Lancet* 1:181, 1985.

Medications cause serious sexual dysfunction in 8.3 percent of males:

Curb, J. Long-term surveillance for adverse effects of antihypertensive drug. *JAMA* 253:3263, 1985.

Carbohydrate craving and PMS:

Bowen, D. Variations in food preference and consumption across the men-strual cycle. *Physiol Behav* 47:287, 1990.

맥두걸 박사의 자연식물식
— 살 안찌고 사는 법

초판1쇄 발행 2014년 10월 1일
개정판 8쇄 발행 2023년 2월 15일

지은이 존 맥두걸
옮긴이 강신원
디자인 책만드는사람(010-5526-0928)
펴낸곳 사이몬북스
펴낸이 강신원
출판등록 2006년 5월 9일 제16-3895호
주소 서울시 영등포구 영등포로 150, 생각공장 당산 B동 1212호
전화 02-337-6389
팩스 02-325-7282
이메일 simonbooks@naver.com

등록번호 ISBN 979-11-87330-07-3 13510

이 책은 2014년 발간된 〈살 안찌고 사는 법〉의
개정증보판으로 제목을 바꾸어 출판했음을 알려드립니다.